O DESPERTAR DE SHAKTI

O
DESPERTAR
DE
SHAKTI

SUMÁRIO

9 **PREFÁCIO**

13 **CAPÍTULO 1**
O caminho oculto

25 **CAPÍTULO 2**
O caminho do divino feminino

37 **CAPÍTULO 3**
Kali

55 **CAPÍTULO 4**
Tara

73 **CAPÍTULO 5**
Tripura Sundari

93 **CAPÍTULO 6**
Bhuvaneshwari

111 **CAPÍTULO 7**
Tripura Bhairavi

129 **CAPÍTULO 8**
Chinnamasta

147 **CAPÍTULO 9**
Dhumavati

165 CAPÍTULO 10
Bagalamukhi

185 CAPÍTULO 11
Matangi

203 CAPÍTULO 12
Kamalatmika

219 CAPÍTULO 13
A dinâmica de Shakti em nossa vida

229 AGRADECIMENTOS

231 LEITURAS COMPLEMENTARES

235 NOTAS

239 GLOSSÁRIO DE TERMOS SÂNSCRITOS

247 BIBLIOGRAFIA

249 SOBRE A AUTORA

PREFÁCIO

por Greg Goode

Em *O despertar de Shakti*, Kavitha Chinnaiyan apresenta algo novo — um caminho que combina a beleza intensa do divino feminino com a transparência radical da investigação não dualista. É uma combinação natural, porque muitas pessoas consideram a não dualidade por si só bastante distante e masculina.

Kavitha chama isso de caminho das mahavidyas. Suas principais influências são o tantra e a autoinvestigação não dual, mas também inclui elementos do vedanta tradicional, da ioga e do shaivismo da Caxemira.

O que são as mahavidyas? De acordo com a filosofia tântrica, as mahavidyas são dez aspectos do divino feminino que se manifestam como personalidades cósmicas distintas ou deusas da sabedoria. Cada mahavidya assume diferentes atributos de caráter e diferentes maneiras de nos guiar para a libertação. As mahavidyas podem ser vistas como forças criativas, divindades devocionais, metáforas psicológicas, guias para o nosso profundo trabalho interior — ou melhor ainda, todas as opções acima.

Como existem dez mahavidyas, pode surgir a pergunta: "Com qual delas devo trabalhar?". A resposta em si parece libertadora e Kavitha a apresenta com detalhes fascinantes. Resumindo, todas as mahavidyas têm algo a nos ensinar. Elas nos ensinam a nos amarmos e a lidarmos com as partes ocultas que podem estar nos impedindo de alcançar a liberdade.

Uma mahavidya é uma persona complexa e um raio de luz divina. Cada uma delas tem uma aparência específica, que pode ou não ser agradável. Também tem uma personalidade forte e intransigente. Seus atributos psicofísicos e energéticos servem como ferramentas de ensino. E cada mahavidya é tão detalhada e complexa que a maioria dos estudiosos pode encontrar algo com o que se relacionar. Por exemplo, Kali é chocante e assustadora, mas também nos ensina os caminhos da não violência. Tripura Sundari parece linda e encantadora, mas nos ensina como alcançar a liberdade do apego. Dhumavati parece grosseira e imunda, mas nos ensina o caminho reflexivo para o autoconhecimento. E há mais sete! Não somos obrigados a trabalhar com uma única mahavidya. O caminho das mahavidyas é uma questão de "ambas/e", não de "nem/ou". É uma jornada tão variada quanto a riqueza de nossa própria personalidade.

Como mencionei, esse caminho envolve a investigação tantra e não dual. Cada uma dessas atividades espirituais contribui com um elemento único que não pode ser encontrado na outra. Por exemplo, o tantra nos encoraja a ver toda fenomenalidade como divina. Tudo é digno da nossa atenção espiritual, não apenas as coisas que nos irritam no momento presente.

Quando acrescentamos o tantra à investigação não dual, abrimos novas e vastas áreas para investigação, como as correntes de energia em nosso corpo e as partes dolorosas e não reconhecidas de nossa personalidade. Esses fenômenos podem não ser vistos quando usamos apenas a investigação não dual. Como o tantra nos ajuda a trabalhar com as facetas mais profundas de nossa personalidade, tornamo-nos menos propensos ao desvio espiritual. Em suma, o tantra fornece um novo terreno saudável e holístico dentro do qual podemos fazer nossa investigação.

Por outro lado, a investigação não dual agrega algo de útil ao tantra. Ela pode ajudar a reduzir nossa sensação de separação dos aspectos do mundo, do corpo e da mente. Ao sentirmos menos essa separação, descobrimos que nossos corações e mentes estão mais abertos. Tornamo-nos menos propensos a ver as mahavidyas separadas de nós.

A investigação não dual também nos dá maior liberdade para envolvermos o tantra de uma forma não limitada pela interpretação literal. Somos capazes de entender as mahavidyas de novas maneiras que vão além de suas descrições verbais oficiais. Essa liberdade do literalismo é crucial, porque o tantra exige que vejamos as coisas em termos de outras coisas. Por exemplo, no Capítulo 1, Kavitha diz: "No tantra, vemos tudo o que existe como uma manifestação de Shakti e aprendemos a ver a beleza até mesmo em suas formas mais depravadas ou hediondas".

A capacidade de ver a beleza em formas hediondas requer um tipo generoso de visão não literal. Requer flexibilidade e criatividade. Essas qualidades emergem da investigação não dual, que inclui a investigação da linguagem, do significado e da verdade.

O caminho das mahavidyas é uma mistura auspiciosa de poderosos métodos espirituais. O tantra traz profundidade e emoção. A investigação não dual traz clareza e flexibilidade. Recomendo muito o caminho.

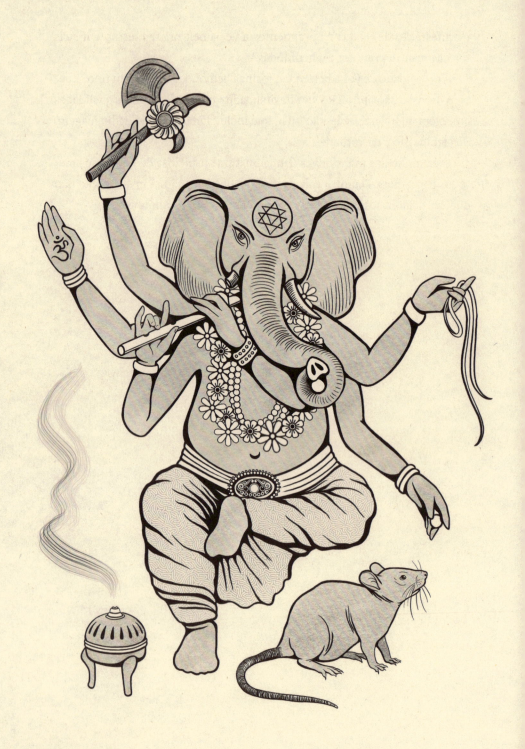

CAPÍTULO 1

O CAMINHO OCULTO

O caminho da prática espiritual, ou sadhana, é misterioso e imprevisível. Orquestrado habilmente por uma mão invisível, é comum que ele só faça sentido quando observado em retrospecto. Alguns anos atrás, meu sadhana deu uma guinada inesperada que, depois, ficou gravado em minha memória como o instante em que tudo mudou.

O dia havia começado como qualquer outro. Seguindo um hábito que tenho desde sempre, levantei-me antes do nascer do sol. Recolhida ao meu confortável quarto de meditação, acendi uma vela e me acomodei, sentindo-me em paz na semiescuridão. Em pouco tempo, uma angústia profunda surgiu, alojando-se em meu peito e efervescendo até a garganta. Ela se transformou em uma dor tão intensa que senti falta de ar e, deixando de lado a prática, deitei-me no chão enquanto as lágrimas brotavam.

Após permanecer longos minutos ali, deitada, observando as ondas de tristeza que rodopiavam e esmoreciam, assustada por um pensamento que dizia *eu deveria começar o Sri Vidya Sadhana,* a aflição diminuiu. Aquilo foi intrigante, porque eu não sabia nada a respeito dessa prática e não me lembrava de ter ouvido falar dela recentemente. Ainda assim, o pensamento surgia com intensidade cada vez maior. Com a curiosidade a mil, comecei a pesquisar o Sri Vidya Sadhana e descobri que se tratava de uma prática tântrica.

O tantra nunca chamou muito a minha atenção, pois eu sempre ouvia falar dele como um caminho de indulgência, com práticas horripilantes e técnicas sexuais. Já que estava decidida a de fato começar o Sri Vidya, foi um alívio quando descobri que a prática não tinha nada a ver com o tantra comercial — na verdade, tratava-se de um caminho ancestral para a autodescoberta. Por mais estranho que pareça, uma certa escola Sri Vidya aparecia com frequência em todas as minhas pesquisas.[1] Entendi aquilo como um sinal e procurei o guru, sendo logo iniciada na prática. Fui envolvida desde o primeiro instante, e os ensinamentos imaculados do tantra logo me atraíram para ser parte do grupo. Eles poliram as lentes da clareza e meus amados caminhos da ioga e vedanta (que exploraremos com mais detalhes no Capítulo 2) começaram a explodir em uma compreensão viva e vibrante.

Logo percebi que esse sadhana é bastante relevante para o que nós, seres humanos, temos em comum: a busca incessante pela felicidade.

O que estamos procurando?

Não importa quem somos ou no que acreditamos: cada um de nós está à procura da felicidade. Esse desejo profundo não é exclusivo dos seres humanos, a mais inteligente dentre as formas de vida. Todos os seres vivos buscam o equilíbrio e a homeostase. Não somos programados para buscar a felicidade apenas do ponto de vista psicológico; nossa própria fisiologia é construída de forma a procurar pelo equilíbrio. Os trilhões de células em nosso corpo trabalham para ter equilíbrio químico, hormonal, metabólico e elétrico. Portanto, é natural que, por instinto, tentemos equilibrar todas as esferas de nossa vida, seja do ponto de vista físico, mental, emocional ou material.

Somos programados para buscar o equilíbrio porque nossa identidade é baseada em um sentimento de falta, um vago sentimento de querer algo indefinível. Em um esforço para nos sentirmos completos, perseguimos objetos materiais — como carros, roupas e riqueza — ou recompensas psicológicas — como reconhecimento, sucesso, relacionamentos e auto-estima. Em todos os casos, é a sensação subjacente de falta que nos leva a buscar a completude. Sentimos que, ao conseguir o que buscamos, vamos nos tornar plenos. E por mais que possamos nos sentir felizes e completos quando conseguimos o que queremos, essa sensação é sempre temporária. Logo, o sentimento de falta retorna e recomeçamos a busca.

Minha vida foi o exemplo perfeito de busca persistente até os 30 anos. A profunda sensação de falta me levou a buscar um sucesso após o outro, mas nenhuma conquista trouxe paz duradoura e, em vez disso, criou uma batalha interna crescente. Nem mesmo a beleza e a pureza da maternidade apaziguaram o conflito e a inquietação, intensificados pelas noites maldormidas e pela carga de trabalho exaustiva. Meu filho mais novo tinha cerca de 1 ano quando a insatisfação atingiu o auge. Certa manhã, eu tinha acordado cedo e estava apreciando o silêncio da madrugada. Enquanto passava o café, comecei a guardar os pratos limpos da noite anterior, quando olhei para o bloco de facas de cozinha. Como quem não quer nada, peguei-me pensando qual seria a sensação de morrer. Eu não era suicida nem tinha depressão — aquele pensamento era fruto da mais pura curiosidade. Ao contemplar essa possibilidade, tive uma visão vibrante da trajetória da minha vida no caminho da busca habitual. Eu me via como uma mulher de meia-idade que, por fora, parecia bem-sucedida, mas que na verdade era profundamente insatisfeita, exausta e infeliz. Ela parecia ter perdido a coisa mais importante da vida. A visão se desvaneceu.

Quando voltei a prestar atenção na cozinha, percebi que vários minutos haviam se passado e que minha mão estava congelada no ar, ainda segurando um prato. Uma corrente de alegria borbulhou das profundezas do tédio que até então me envolvia. E, por fim, eu entendi! *O que eu de fato buscava era o fim da busca*. E não tinha nada a ver com acumular, conquistar ou comprar.

Buscando o fim da busca

Quando começamos a procurar um objeto ou uma experiência capaz de nos completar, ou de realizar nossas aspirações, esperamos que seja "o ideal". Por exemplo, podemos sentir que atingir um nível ambicioso de educação ou casar com a pessoa dos nossos sonhos vai acabar com o nosso sofrimento de uma vez por todas e nunca mais teremos de buscar outra coisa. Quando a sensação inerente de falta começa a furar a bolha de contentamento temporário, nós nos preparamos para outro "ideal" que encerrará a busca. Em tudo o que perseguimos, buscamos o fim da busca, um tempo em que possamos viver felizes para sempre e nunca mais querer nada. No entanto, esse momento nunca chega.

Deduzi que, se nada que eu pudesse conquistar do mundo me fazia feliz de forma permanente, provavelmente eu estava procurando no lugar errado.

Como nada no mundo externo levava a uma realização duradoura, era hora de "me encontrar". Comecei a praticar meditação e autoinvestigação e a estudar a filosofia não dual do Advaita vedanta.

Nos anos seguintes, minha percepção começou a mudar e deixei de basear minha identidade em alcançar e realizar. Ao longo do caminho, entrei em contato com vários professores, tanto no reino físico quanto no não físico — Mahavatar Babaji era um deles.[2] O exemplo mais indicativo de sua liderança foi a ideia de começar o Sri Vidya Sadhana porque a escola que aparecia nas minhas pesquisas tinha fortes conexões com ele.

Um ano depois de iniciar o Sri Vidya Sadhana, encontrei o livro *Standing as Awareness*, de Greg Goode.[3] Quando estava na metade da leitura, uma mudança aconteceu. Quem eu pensava ser era apenas uma máscara que surgia e desaparecia de acordo com minha percepção-consciente*. "Percepção-consciente" aqui não se refere à sensibilidade biológica, mas a uma clareza global que unifica todas as coisas. Essa clareza é a própria percepção-consciente, e essa percepção-consciente é nossa verdadeira natureza. É muito libertador se dar conta disso!

Como o poder feminino foi marginalizado

Sri Vidya Sadhana é o caminho do divino feminino. Esse caminho me abriu para uma compreensão mais completa do arquétipo feminino e de como ele foi marginalizado. Catalisei essa compreensão quando visitei o antigo palácio de Knossos, em Creta, onde o alto status das mulheres na cultura minoica da Idade do Bronze é evidente. Existem grandes murais retratando mulheres acrobatas, a suma sacerdotisa e a deusa todo-poderosa, mas ao explorar sítios arqueológicos mais recentes, fiz uma descoberta interessante. Os templos e santuários que honram as divindades masculinas foram originalmente construídos para divindades femininas, sendo reatribuídos com o passar do

---

* No original, *awareness*. Não há uma tradução exata em português. O termo é comumente traduzido como "consciência", "percepção" ou "atenção". Em muitas publicações, *awareness* é mantido em inglês, pois tem um sentido mais amplo que o de "consciência": refere-se a um "estado de alerta" que compreende, inclusive, a consciência da própria consciência. Neste livro, optou-se por traduzir *awareness* pela palavra composta "percepção-consciente", no intuito de aproximá-la de seu sentido pleno, deixar bem marcadas todas as ocorrências no texto e facilitar a compreensão do leitor de língua portuguesa. [N. E.]

tempo. Ao longo dos séculos, a deusa da terra e a deusa das serpentes da Idade do Bronze foram substituídas por Zeus, o rei dos deuses. Divindades femininas, incluindo a sábia e poderosa Atena, assumiram papéis secundários e muitas vezes subservientes.

Algo parecido acontece quando analisamos a história da ioga, que dizem ter sido descoberta e propagada por mulheres da civilização do vale do Indo. Mudanças cíclicas de sangramento e parto deram às mulheres a vantagem de observar sua fisiologia e os efeitos dela sobre a mente, as emoções e o comportamento. A curiosidade e o desejo de obter controle sobre funções fisiológicas como menstruação, ovulação, concepção, parto e menopausa levaram as mulheres a explorar as várias práticas que agora fazem parte da ioga e do tantra, as quais serão exploradas no Capítulo 2. Estatuetas desenterradas dessa era retratam mulheres em posturas agora conhecidas como asanas, com expressões que sugerem a transcendência do sofrimento.

Depois de explorarem seu próprio interior e dominarem suas funções corporais, as mulheres ensinavam tais práticas aos parceiros. Antes reverenciadas como yoginis eruditas imersas em conhecimento, felicidade e êxtase, essas mulheres foram aos poucos ofuscadas pelo estabelecimento do patriarcado. A certa altura, foram totalmente banidas da ioga por causa de seus processos fisiológicos, como a menstruação, que originalmente tinham sido responsáveis por ajudar a moldar a prática. Ao longo dos séculos e influenciadas pela cultura dominante, as mulheres passaram a se ver como inferiores. Funções corporais como a menstruação são tratadas com desdém, e não é incomum referir-se a ela como a "maldição". De maneira inconsciente, ensinamos nossas filhas a odiar ou temer a menstruação, consolidando a percepção de inferioridade.

As mulheres só foram autorizadas a praticar ioga nos últimos cem anos, mas muitas vezes com restrições. Embora representem a esmagadora maioria dos praticantes de ioga em todo o mundo, a prática ainda atende muito mais às necessidades do homem. Até pouco tempo atrás, os textos de ioga mais acessíveis não ofereciam métodos ou técnicas voltados para os processos biológicos específicos das mulheres.

Podemos observar o mesmo fenômeno curioso nas principais religiões do mundo que rejeitam o feminino e reverenciam o masculino. O princípio feminino tem sido rejeitado na tradição por ser considerado ameno e inútil para o verdadeiro progresso no caminho espiritual. Como veremos no Capítulo 2, a discriminação, ou a capacidade intuitiva de distinguir entre o real e o irreal, é considerada a principal qualificação para o progresso no vedanta. É rotulado como um traço masculino e favorecido em detrimento da devoção, uma qualidade feminina. Em outras tradições, o único progresso espiritual que as mulheres podem esperar é virem como homem na próxima encarnação, porque se acredita que apenas os homens são capazes de alcançar a liberação ou a liberdade do sofrimento. O caminho de Shakti é muito diferente.

Shakti: o divino feminino

"Shakti" significa poder, energia ou dinamismo. Sem Shakti, não há criação. Como a energia que mantém o cosmos unido, ela é o movimento das galáxias que cria estrelas e buracos negros. Como o fogo digestivo, transforma os alimentos em nutrientes e força. Como estado de despertar, surge como cada pensamento, emoção e ação. Como estado de sonho, é o jogo da mente inconsciente enquanto vive e age de acordo com seus medos e fantasias. Como estado de sono profundo, é a absorção da consciência no repouso. Como força evolutiva do planeta, é o movimento das placas tectônicas que criam continentes e oceanos. Como a grande mudança, é o terremoto, o tsunami e o vulcão.

Não há nada na criação que não seja uma manifestação de Shakti, o divino feminino. Em certa tradição tântrica, Shakti é venerada como as forças da criação em dez formas particulares conhecidas como mahavidyas.[4]

As dez grandes forças cósmicas de Shakti: as mahavidyas

Na filosofia tântrica, a força masculina é chamada de Shiva, e Shakti é a energia dinâmica dele. No começo, há apenas potencial indiferenciado e atemporal, ou Shiva-Shakti juntos. O primeiro movimento na criação é o do autorreconhecimento — quando Shiva se vira para olhar para si mesmo, vê Shakti, seu Ser. Shakti é o poder de Shiva para experimentar a si mesmo. Diz-se que a criação começa neste instante de *aparente* separação de Shakti e Shiva. Aparente porque eles são inseparáveis, assim como o fogo nunca pode ser separado de seu calor.

Shiva é a percepção-consciente imutável, e Shakti é sua força dinâmica que dá vida à criação. Enquanto ele fornece o pano de fundo para a criação, ela desempenha todas as suas funções como dasha mahavidya, que pode ser traduzido como as "dez deusas da sabedoria". Elas são Kali, Tara, Tripura Sundari, Bhuvaneshwari, Tripura Bhairavi, Chinnamasta, Dhumavati, Bagalamukhi, Matangi e Kamalatmika. Como você verá neste livro, as mahavidyas não são meras consortes de divindades masculinas — aqui, Shakti ocupa o centro do palco para trazer à tona o tempo, o espaço, a evolução e a destruição.

A sombra e a luz

As mahavidyas compõem não apenas as forças criativas na escala cósmica, mas também as forças dentro de nós que levam ao sofrimento ou à liberdade. Assim como Shakti cria o cosmos, ela dá à luz nossa identidade. E assim como o cosmos limita o divino ilimitado de Shiva-Shakti, nossa identidade limita nossa verdadeira natureza ilimitada. E tal limitação é a causa central da nossa sensação generalizada de falta.

Cada mahavidya representa um aspecto de nossa identidade limitada, mantendo a sensação de falta e nos colocando no caminho da busca sem fim. Como a luz correspondente, ela nos desperta para nossa verdadeira natureza ilimitada.

Como seres limitados que somos, costumamos operar de modo a perseguir o prazer e nos afastar da dor. Na sadhana das mahavidyas, aprendemos que essa dicotomia nos mantém presas ao sofrimento porque não é possível ter a garantia de prazer o tempo todo. Aprendemos que nosso sofrimento não surge por não conseguirmos o que queremos ou por conseguirmos o que não queremos. Mergulhamos na própria fonte do sofrimento e descobrimos que ele surge pela forma como funcionamos que, por sua vez, nasce de quem pensamos ser. Em vez de afastar nossa dor e as limitações percebidas, aprendemos a recebê-las em nosso abraço amoroso.

Com esse passo corajoso, as próprias limitações que nos freiam se tornam os veículos para a transformação e o despertar. Este é um dos muitos paradoxos ao longo do caminho onde fazer o que tememos ou abominamos nos dá os resultados que queremos. Quando permitimos que nossos maiores medos surjam e simplesmente existam, eles desmoronam e se desintegram em amor-próprio incondicional. Esse é um processo alquímico em que nos *tornamos* amor, irradiando e incluindo tudo em nosso ser. É o fim da busca.

O I-Self e o Self

"I-Self" e "Self" são duas palavras que usarei ao longo deste livro. O I-Self é a nossa identidade limitada, formada por vários aspectos de nossa existência que consideramos ser, ao qual me referirei como corpo-mente. O Self (com S maiúsculo), por outro lado, refere-se à nossa verdadeira natureza, que é a percepção-consciente ilimitada e bem-aventurada. Enquanto o I-Self compõe nossa identidade como "eu sou fulana de tal com tais e tais qualidades, memórias, aspirações e comportamento", o Self é o "Ser" sem atributos, a essência imutável da nossa existência.

Tire um tempo agora para pensar melhor nisso — mesmo que seu corpo, circunstâncias de vida, comportamento e pontos de vista tenham mudado, há uma parte que nunca mudou. É a sensação de vitalidade, de simplesmente ser. Este é o Ser ou o Self. O objetivo principal do caminho das mahavidyas é se dar conta da falsidade do I-Self e compreender o Self, um processo conhecido como *liberação* ou *autorrealização*.

Outras palavras para Self

O Self está ligado à percepção-consciente, que é uma clareza completa em que todos os fenômenos aparecem. Como você vai ver, o Self não está restrito a um indivíduo, mas é aquilo para o qual o indivíduo como o I-Self se faz ver. Neste livro, "Self" é usado de forma intercambiável não apenas com "percepção-consciente", mas também com "conscientização" (Capítulo 7), "Brahman" (Capítulo 8) e "turiya" (Capítulo 9). Shiva é a percepção-consciente na qual Shakti surge como todas as formas.

Mahavidyas em nosso corpo-mente

Como veremos, as mahavidyas residem em três camadas diferentes de nosso corpo-mente.[5] O corpo denso ou *físico* é alimentado pelo corpo *sutil* composto de energia, mente e intelecto. O corpo sutil é onde captamos o mundo externo por meio de nossos cinco sentidos: visão, olfato, audição, tato e paladar. É também onde formamos uma resposta ao que absorvemos, a qual é transmitida ao mundo por meio dos órgãos de ação: mãos, pernas, fala e os sistemas excretor e reprodutivo. Quando você vê uma maçã, seus olhos e cérebro processam apenas "vermelho" e "redondo", mas seu corpo sutil converte a informação em "maçã suculenta" com base no aprendizado passado. Quando o corpo sutil traduz a informação em uma ação, isso faz você pensar: *Eu quero!* e sua mão pega a maçã.

O corpo sutil é o que a maioria considera ser "nós", o invisível que pensa, sente e age. O que não vemos prontamente é que o corpo sutil é alimentado pelo corpo *causal*, que é composto de algo conhecido por vasanas. Vasanas são as impressões sem palavras decorrentes de nossas experiências passadas e que formam a base de quem pensamos que somos, o I-Self. A maneira como pensamos, escolhemos e agimos é resultado das vasanas no corpo causal que se manifestam nos corpos sutil e físico.

A sombra de cada mahavidya nos mantém falsamente identificadas com o I-Self de maneiras particulares por meio de suas ações nos três corpos, enquanto sua luz nos abre para o Self. Por exemplo, a sombra de violência sutil de Kali nos mantém ligadas ao I-Self através de seu aspecto cósmico do tempo, enquanto sua luz de não violência nos abre para o Self como o eterno Agora.

Para quem é este livro?

As mahavidyas lançam sombras e luz sobre cada uma de nós. À medida que trilhamos o caminho do despertar do I-Self para o Self, aprendemos que elas são universalmente aplicáveis à nossa jornada.

Shakti é a essência da vida da criação, e por isso suas sombras e luz estão presentes em nós independentemente de quem somos e de onde viemos. Assim, a agressão é a sombra de Kali em todas nós, assim como o vício é a sombra de Chinnamasta. Da mesma forma, o contentamento é a luz de Kamalatmika e o autoconhecimento é a luz de Bhuvaneshwari. Então, embora este seja o caminho do divino feminino, homens e mulheres podem se beneficiar dele por igual.

Como usar este livro

Nesta obra, as mahavidyas são descritas em sequência, com a sombra de uma levando à próxima. Cada sombra fortalece a das outras, tornando-nos fortemente ligadas ao I-Self. A luz de uma se abre para a luz da divindade subsequente, abrindo-nos pouco a pouco para o conhecimento do Self. Os aspectos de cada mahavidya estão resumidos na tabela a seguir.

Há muitas maneiras de ler este livro:

❈ Leia do começo ao fim. Sinta-se à vontade para incluir os exercícios e práticas ou ignorá-los.

❈ Depois de ler, comece com as práticas da primeira mahavidya e vá aos poucos para as outras.

❈ Se você perceber que se identifica de forma mais profunda com uma mahavidya em particular, trabalhe primeiro nessas práticas, confiando que elas vão te levar às outras conforme necessário.

❈ Se os exercícios de investigação não dual parecerem difíceis, dei-xe-os de lado e concentre-se apenas nas práticas para se mover da sombra para a luz. Retorne à investigação não dual mais tarde.

❈ Pratique os exercícios e contemplações em grupo: tirem um tempo em comum para praticar as indagações e contemplações, discutin-do depois suas experiências. A presença inconfundível de Shakti muitas vezes é sentida pela primeira vez em grupo, onde a energia coletiva pode ser muito maior do que na prática solitária.

	A SOMBRA E A LUZ ASPECTOS DAS MAHAVIDYAS	
MAHAVIDYA	**SOMBRA**	**LUZ**
Kali	Comparar e julgar, arrogân-cia, agressão	Não violência
Tara	Validação e justificação, busca de aprovação, auto-engano	Verdade
Tripura Sundari	Obsessão e confusão sobre o desejo	Não apego

Bhuvaneshwari	Limitar o conhecimento, confundir nossos papéis de identidade, restrição	Entrega
Tripura Bhairavi	Hábitos de não servitude, inércia	Perseverança
Chinnamasta	Vício em sofrimento, conhecimento e sentidos	Cultivo apropriado da energia sexual
Dhumavati	Apego à identidade, ignorância	Autorreflexão
Bagalamukhi	Materialismo espiritual, confusão mental	Pureza
Matangi	Tomar a linguagem literalmente	Não roubo
Kamalatmika	Desvio espiritual, conflito	Contentamento

Existem muitas maneiras diferentes de abordar as mahavidyas. Elas podem se revelar e se abrir para nós de maneiras inesperadas e até paradoxais, de forma individual para cada uma de nós. O relacionamento íntimo que desenvolvemos com as divindades serve para abrir o coração do jeito correto para nossa metamorfose singular. Shakti exige entrega incondicional. Em troca, ela nos recompensa com dádivas inestimáveis de doçura e autodescoberta incisiva.

CAPÍTULO 2

O CAMINHO DO DIVINO FEMININO

Se você já se perguntou o que praticar e como, saiba que não está sozinha! Certamente foi assustador quando me deparei com uma miscelânea de práticas e tradições espirituais. Cada caminho veio com seus próprios pré-requisitos, práticas e sinalizações. Muitas vezes, as diferenças entre eles são tão sutis que seria preciso ir bem fundo para encontrá-las. Mas, de forma geral, as práticas espirituais podem ser categorizadas em caminhos progressivos (ou indiretos) e caminhos diretos, que determinam *como* vamos do I-Self para o Self.

Os caminhos progressivos (indiretos)

Por meio dos caminhos progressivos, avançamos de um nível para outro conforme o I-Self se purifica. Trabalhamos gradualmente em nossas sombras, permitindo que as lições e insights reveladores de um estágio atualizem antes de passarmos para o próximo. Ioga, vedanta e tantra são alguns exemplos de caminhos progressivos. Com o tempo, esses caminhos passam a nos fazer prestar atenção, de forma natural e espontânea, ao Self. Os caminhos progressivos servem para amadurecermos e conhecermos nossa verdadeira natureza.

Ioga

A palavra "ioga" significa "unir", e pode fazer referência à união da respiração com o corpo, da respiração com a percepção-consciente, ou do individual com o Divino.[6] Na ioga, somos convidados a cultivar aspectos positivos de nosso corpo e mente ao diferenciar o que serve e o que não serve para nós. Ao redirecionarmos com frequência nosso foco e atenção, paramos de procurar pela felicidade em objetos externos. Em algum momento, nossa atividade mental discursiva descansa, levando à liberação.

O caminho óctuplo da ioga, conforme catalogado pelo antigo sábio indiano Patanjali, progride através dos seguintes estágios: injunções éticas, ou yamas, como não violência, verdade, não roubo, cultivo apropriado da energia sexual e não apego; virtudes, ou niyamas, como pureza, contentamento, perseverança, autorreflexão e entrega; posturas, ou asana, para permitir estabilidade e resiliência ao corpo; regulação da respiração, ou pranayama; afastamento dos sentidos, ou pratyahara; contemplação unidirecional, ou dharana; meditação, ou dhyana; e absorção no objeto de meditação, ou samadhi.[7] A autoinvestigação, ou atmavichara, é uma prática adicional que constitui a base do vedanta.

Vedanta

"Vedanta" pode ser traduzido como "fim do conhecimento" e se refere ao conhecimento que nos mantém conectados com o I-Self. Costumamos associar o conhecimento com aprender *alguma coisa*. Não importa o quanto sabemos a respeito de algo, o conhecimento continua sendo limitado — sempre há mais para descobrir!

Vedanta nos ensina a olhar para a vida, nosso corpo e nossa mente de maneira sistemática e lógica para nos abrirmos ao conhecimento do Self. O conhecimento ordinário é um objeto que adquirimos por meio do estudo e coletando informações, enquanto o autoconhecimento está relacionado com o sujeito, *aquele que sabe*. Como veremos no Capítulo 6, pelo fato de o conhecimento sobre as coisas ser limitado, nossa sensação de falta nunca é mitigada pelo que aprendemos, e nossa procura nunca acaba. Por outro lado, o autoconhecimento coloca um ponto final à busca incessante quando percebemos que sempre fomos plenas.

Vedanta é um caminho progressivo porque precisamos cultivar várias qualidades que tornam mais fácil acabar com o conhecimento limitado. Essas virtudes incluem a discriminação, ou a capacidade de discernir entre o real (Self) e o irreal (todos os fenômenos, incluindo o I-Self); desprendimento ou desapego ao resultado de nossas ações; controle da mente, emoções e sentidos; comportamento correto; serenidade; fé no ensinamento; foco; e um desejo ardente de se libertar do I-Self.[8]

Cultivamos essas qualidades de diversas formas, como devoção a um ideal superior ou bacti-ioga; autoinvestigação, ou jnana-ioga; serviço e ação altruísta, ou carma-ioga; e o caminho óctuplo da ioga conhecido como raja-ioga. Tais qualidades fazem nosso autoconhecimento amadurecer aos poucos.

Tantra

Uma maneira de traduzir "tantra" é "instrumento para expansão". Enquanto a ioga clássica e o vedanta nos pedem que nos purifiquemos evitando o que não nos serve, o tantra usa todas as experiências como pontos de entrada para nossa verdadeira natureza. O princípio da prática no tantra é que o caminho pelo qual caímos é o mesmo pelo qual nos levantamos.[9] Ao perceber que Shiva-Shakti, como o Divino, se contrai *como* as limitações da respiração, o pensamento discursivo, as emoções e as experiências, usamos cada uma dessas contrações para voltar para casa, para nossa verdadeira natureza.

Um tântrico prefere o que quer que surja na experiência atual em vez de desejar outra coisa. Ou seja, se, por exemplo, a luxúria é nossa experiência atual, não fazemos nada para mudá-la ou agir de acordo com ela. Em vez disso, dedicamos toda nossa atenção até nos fundirmos a ela. Ao permanecermos abertas e acolhermos todas as experiências, a luxúria, a raiva, o medo e a vergonha dão lugar à beleza e ao êxtase que pulsam sob eles. Assim, nossas próprias limitações se tornam os caminhos radiantes para a libertação.

O tantra é um caminho progressivo porque nele trabalhamos aos poucos com nossas sombras, o que pode envolver o trabalho com sons sagrados, imagens, respiração, o corpo energético através dos chacras, autoinvestigação ou aprofundamento progressivo na meditação. No tantra, vemos tudo o que existe como uma manifestação de Shakti e aprendemos a ver a beleza mesmo em suas formas mais depravadas ou hediondas.

O caminho direto

Enquanto os caminhos progressivos levam a um avanço gradual em direção à libertação, os caminhos diretos começam com a premissa de que já somos o Self. Essa abordagem é encontrada em várias tradições, incluindo o zen-budismo, o dzogchen do budismo tibetano e o pratyabhijna do shaivismo da Caxemira. O reconhecimento direto (e muitas vezes imediato) do Self é enfatizado em cada uma dessas escolas, com práticas e contemplações próprias da tradição.

Neste livro, o *caminho direto* refere-se ao que foi proposto por Sri Atmananda Krishna Menon (1883–1959), base do trabalho de Greg Goode sobre o assunto e que teve grande influência em meu sadhana. Por caminho direto, não se deve entender algo mais fácil ou mais rápido do que os caminhos progressivos. É "direto" porque, aqui, vamos diretamente à fonte do nosso ser. Em vez de nos posicionarmos como um I-Self desejando a libertação, nós nos posicionamos como o Self ou a percepção-consciente. A partir dessa posição estratégica, examinamos nossa experiência imediata. O caminho direto nos pede que olhemos para nossa experiência *direta* de objetos e fenômenos do mundo. Por exemplo, quando *olhamos* para um objeto, a cor e a forma são os únicos fatores de nossa experiência direta da visão.[10] Quando investigamos mais a fundo, descobrimos que a cor não pode ser separada da visão — ela só pode ser conhecida pela visão e não pode ser verificada de nenhuma outra maneira. Além disso, percebemos que ver não está separado da percepção-consciente — nunca podemos experimentar um objeto *fora* da percepção-consciente. Onde quer que nossa visão esteja, a percepção-consciente estará lá.

No caminho direto, há uma revelação radical da maneira como aprendemos a perceber o mundo, nosso corpo e nossa mente. Os objetos do mundo, nossas percepções, pensamentos, emoções e hábitos são analisados de forma crítica, e descobrimos que eles são *resultado* da nossa percepção-consciente. Assim como nos caminhos progressivos, nossas sombras também se transformam no caminho direto. No entanto, essa transformação é resultado de um *raciocínio superior*, ou seja, uma investigação sistemática da realidade da experiência quando colocada como percepção-consciente.

O caminho direto não se preocupa com teorias de criação e libertação ou níveis de realização espiritual. Quando nos colocamos como percepção-consciente, todas essas teorias, conceitos e crenças surgem como resultados. Nenhum conceito, estímulo sensorial, crença ou ação pode estar fora da percepção-consciente, que é a nossa verdadeira natureza. No caminho direto, percebemos que sempre fomos plenos.

O caminho das mahavidyas

Neste livro, o sadhana das mahavidyas inclui práticas de caminhos progressivos e o caminho direto. Para explorarmos os aspectos de sombra e luz de cada mahavidya no que se refere a nós, vamos nos aprofundar nas práticas de iogá, vedanta e tantra. Os conceitos desses caminhos são analisados de novas maneiras que são aplicáveis à nossa vida e sadhana, junto com suas armadilhas.

Examinaremos as formas sutis pelas quais o I-Self nos mantém presas ao sofrimento, como confundir autoaperfeiçoamento com libertação, a busca por conhecimento, cair no vício do sofrimento, ficar presa no materialismo espiritual, desvio espiritual, tomar a linguagem literalmente, e o apego ao caminho espiritual. Alguns dos conceitos são examinados de várias maneiras como aplicáveis ao simbolismo de cada divindade. Examiná-los dessa forma ajuda a entendê-los e também a compreender como eles se manifestam em nosso sadhana.

Embora as sombras e a luz representadas pelas mahavidyas sejam apresentadas de forma sequencial neste livro, elas não precisam ser abordadas dessa maneira. Cada divindade é um caminho para si mesma e, portanto, são chamadas de "maha", ou grandes. A luz de qualquer uma das mahavidya se abre para as nove restantes, assim como trabalhar em um código de ética ou virtude nos abre para muitos outros.

Códigos de ética e virtudes nos caminhos espirituais

Os Yoga Sutras de Patanjali é um texto clássico de ioga baseado no caminho óctuplo da prática, no qual cada um dos oito princípios é como um degrau de uma escada.[11] Os dois primeiros degraus são os yamas (códigos éticos) e niyamas (virtudes), conforme tabela a seguir. A beleza dos yamas e niyamas é que eles podem ser aplicados a *todos* os caminhos.

Nos caminhos progressivos, yamas e niyamas auxiliam na transformação de nossas sombras em luz. Quando cultivamos essas qualidades, nossa identificação com o I-Self se afrouxa progressivamente e amadurecemos para o autoconhecimento.

No caminho direto, adotar uma postura firme como forma de percepção-consciente resulta na abertura espontânea para essas qualidades, porque elas são as expressões naturais da inteireza. Enquanto trabalhamos para encontrar a nossa verdadeira natureza, os yamas e niyamas nos ajudam a viver uma vida pacífica e satisfatória. Mesmo após o surgimento do autoconhecimento, essas virtudes auxiliam na integração da realização em nossa vida mundana e nos ajudam a viver em harmonia com o mundo.

Neste livro, a luz das dez mahavidyas representa os dez yamas e niyamas que facilitam o autoconhecimento. Suas sombras são exploradas como as qualidades opostas que nos mantêm presas ao sofrimento. Enquanto as qualidades da sombra nos ligam à identificação com o I-Self, os aspectos da luz nos abrem para nossa verdadeira identidade. Essa é apenas uma maneira de explorar essas grandes deusas — você pode descobri-las de formas muito diferentes!

Como nossa identificação com o I-Self é tenaz e profundamente enraizada, o sadhana das mahavidyas traz uma ferramenta única: imaginário intenso.

OS YAMAS E NIYAMAS DOS IOGA SUTRAS	
YAMAS	NIYAMAS
Não violência	Pureza
Verdade	Contentamento
Não roubo	Perseverança
Cultivo apropriado da energia sexual	Autorreflexão
Não apego	Entrega

Trabalhando com o imaginário das mahavidyas

A iconografia das mahavidyas pode ser chocante ou até mesmo repulsiva. O imaginário se torna feroz com o único propósito de nos catapultar para fora das dualidades que fortalecem as limitações que formam nossa identidade, como bom e mau, belo e feio, certo e errado. As imagens das mahavidyas têm o objetivo de nos tirar da complacência e nos permitir ver que nada escapa do Divino — nossas sombras fazem parte dele tanto quanto a luz. Este é o caminho do tantra, que nos leva à luz *através* de nossas sombras mais escuras, nossos piores medos e nossas maiores dores. Então, como podemos nos relacionar com essas imagens (muitas vezes desconhecidas) que podem parecer tão duras?

Ao ler a descrição de cada divindade, permita que a imagem surja em sua mente e observe as emoções e pensamentos que elas evocam em você. Contemple a imagem com a intenção de descobrir o que cada um dos elementos dela pode representar para você. A iconografia de cada mahavidya é profundamente simbólica, tanto de nossas limitações quanto de nosso potencial para nos libertarmos delas. Portanto, pode ser útil ver ao que as várias partes da imagem podem se referir em nossa própria psique.

Por exemplo, veja que um cemitério pode simbolizar a morte do seu passado e que os cadáveres podem representar os pensamentos e memórias que não lhe servem mais. Quando você se sentir mais confortável com as imagens, sente-se com elas e visualize-se na cena. À medida que você for se adaptando cada vez mais a cada uma, permita que a imagem te preencha e se entregue a ela com a intenção de compreender seus próprios padrões de pensamento e ação. Quando abordamos as mahavidyas com curiosidade reverente, somos abençoadas com insights surpreendentes e únicos sobre o que suas iconografias significam para nossa história pessoal.

Práticas neste livro

Este livro tem como objetivo ser uma ferramenta prática para transformar nossas sombras e nos abrir para o Self, onde as mahavidyas formam os pontos focais para profunda compreensão e contemplação. Cada capítulo contém duas práticas principais: um exercício de caminho progressivo para transformar um aspecto de sombra em um yama ou niyama e uma prática de caminho direto de investigação *não dual* da força cósmica de cada mahavidya.

A não dualidade refere-se à falta de divisão ou separação. Como veremos no Capítulo 3, a dualidade — ou uma sensação de separação entre nós e os outros, entre o bom e o mau, o desejável e o indesejável — nos mantém presas na identificação com o I-Self. A não dualidade apaga todo senso de separação e abre caminho para a inteireza. As práticas de investigação não dual em cada capítulo auxiliam na percepção da não separação.

Os exercícios e contemplações das mahavidyas neste livro se tornarão mais fáceis com o cultivo contínuo do silêncio interior. A prática diária de mediação comprometida é a ferramenta mais poderosa para nos ajudar com esse objetivo. Há uma prática simples, mas poderosa, descrita abaixo.[12] Sugiro que você a pratique por cerca de vinte minutos, duas vezes ao dia.

Além disso, exploraremos como abrir o coração por meio de uma prática do livro *Direct Path: A User Guide*, de Greg Goode, que facilita nossa capacidade de adotar uma postura firme como forma de percepção-consciente.[13] Faremos referência a essa prática em cada capítulo como o ponto de partida para a investigação não dual. Um conhecimento prático do caminho direto pode ser muito útil para aproveitar ao máximo a maioria dos exercícios de investigação não dual presentes ao longo desta obra. Vários recursos estão listados no final do livro para facilitar a sua compreensão do caminho direto.

MEDITAÇÃO: A pausa entre as respirações

✳ Tire de quinze a vinte minutos para você, livre de perturbações.

✳ Sente-se confortavelmente em uma cadeira, com os dois pés apoiados no chão e as mãos no colo.

✳ Feche os olhos devagar.

✳ Respire lenta e profundamente pelo nariz. Expire todo o ar.

✳ Relaxe o corpo, desta vez usando a respiração para suavizar a tensão em qualquer parte que esteja rígida ou tensa.

✳ Agora preste atenção em sua respiração sem tentar mudá-la. Observe o movimento do peito e da barriga ao respirar, a temperatura e a sensação do ar conforme você inspira e expira e a direção da respiração à medida que o ar entra e sai do corpo.

❊ Observe que, ao final da inspiração, há uma pequena pausa, e no final da expiração, há uma pausa um pouco mais longa. Foque a sua atenção nas pausas onde a respiração parece "girar" sobre si mesma. Observe a quietude presente nessas pausas. No meio delas, a mente para.

❊ Deite-se por alguns minutos e descanse.

❊ Pratique duas vezes ao dia, assim que acordar e antes do jantar.

Para abrir o coração

❊ Feche os olhos e respire lenta e profundamente algumas vezes. Relaxe.

❊ Observe que sensações, ruídos e sons, pensamentos e sentimentos vêm e vão, mas você está sempre presente.

❊ Você é aquela para quem todas essas coisas ocorrem. Quer ocorram ou não sensações, pensamentos e sentimentos, você está sempre presente.

❊ Quando estão presentes, você é aquela que reconhece a presença deles. Quando estão ausentes, você é aquela que reconhece a ausência deles. Você está sempre lá, quer esses objetos surjam ou não.

❊ Até mesmo o pensamento de si mesma ocorre durante a percepção-consciente. Todas as descrições de percepção-consciente (clareza, espaço, vastidão e assim por diante) surgem como *objetos* na percepção-consciente.

> ❈ Observe se há limites para essa percepção-consciente. Se surgir a sensação de uma fronteira, observe que essa sensação é mais um objeto que surge na percepção-consciente.
>
> ❈ Você (percepção-consciente) não tem definição, fronteira ou limite.
>
> ❈ Faça este exercício antes de cada sessão de investigação (ou mesmo durante a investigação, se você perceber que está muito absorta). Dedique alguns minutos todos os dias para fazer este exercício no final de sua meditação.

Um erro inocente que tendemos a cometer é tentar "encontrar" a percepção-consciente ou experimentá-la. No entanto, a percepção-consciente é o *sujeito* único de toda a experiência, ou seja, todas as experiências, sensações e pensamentos são *objetos* que ocorrem a ela. A percepção-consciente não pode ser conhecida. Pelo menos é o que se sabe. A brilhante clareza da percepção-consciente permanece imaculada e aberta às experiências, permitindo que ocorram como ocorrem. Ela não diz sim para uma experiência agradável e não para as desagradáveis. Mesmo o não da resistência à dor ou ao sofrimento surge em nossa percepção-consciente. A prática de abrir o coração recebe esse nome por causa da doçura inerente que evoca ao perceber que a percepção-consciente permite que tudo surja "como é".

Pode ser que, no começo, essa prática pareça estranha ou forçada. Talvez pareça que a mente está trabalhando duro para criar o espaço da percepção-consciente. Não tem problema. À medida que praticamos, veremos que a própria mente é um objeto que surge na percepção-consciente.

Acelerando no caminho

A maioria de nós passa a vida inteira acreditando nas histórias que nos contam sobre quem somos e quem devemos ser. Por meio dessas histórias, criamos uma imagem de nós mesmas com a qual tentamos nos conformar. Acreditamos em coisas como "não sou digna de amor", "sou gorda" ou "nunca serei boa o suficiente". Assumimos projetos para melhorar nossa imagem, pensando: *se eu me exercitar bastante, isso vai melhorar* ou *se eu ganhar bastante dinheiro, vou poder descansar*. Projetos de autoaperfeiçoamento podem ajudar a melhorar a autoimagem, mas servem apenas para reorganizar os detritos que obscurecem a luz de nossa verdadeira natureza. Percebemos a felicidade e a beleza da inteireza somente depois de cavarmos os escombros que compõem a autoimagem.

Para esse tipo de escavação, precisamos estar *dispostas* a ir fundo. Com frequência, é muito mais confortável ficar presa a mentalidades familiares mesmo quando elas nos prejudicam, como veremos no Capítulo 8. Podemos estar tão apegadas às nossas crenças que continuar a viver uma vida de confusão, autoaversão e falta de harmonia com o mundo é mais fácil do que se abrir para a liberdade que está por trás de tudo isso.

Esse caminho exige que sejamos completamente honestos conosco, que reconheçamos onde estamos, em vez de onde gostaríamos de estar. A honestidade nos impede de reivindicar a atualização prematura e nos abre para a beleza em maiores profundidades.

Com o tempo, nosso sadhana nos abrirá para as forças criativas cósmicas representadas pelas mahavidyas que transcendem tanto a sombra quanto a luz. Quando investigados, aspectos como tempo e espaço se dissolvem com doçura para uma observação da percepção-consciente, dando origem a uma intimidade requintada de experiência. Essa intimidade é a essência do tantra.

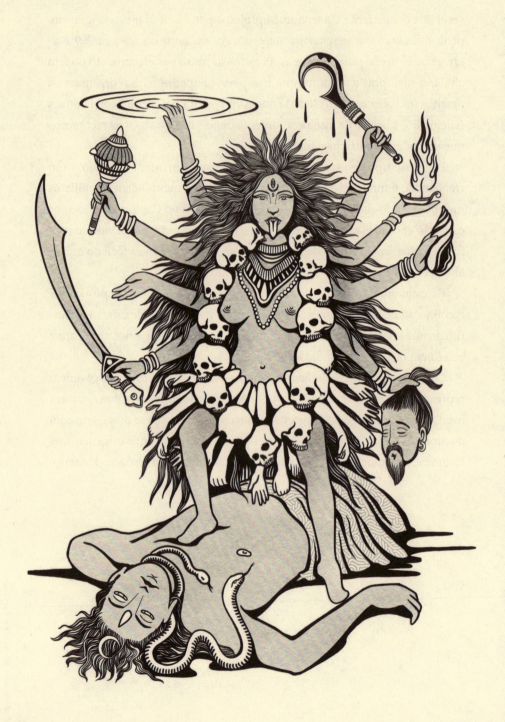

CAPÍTULO 3

KALI

> A cada movimento de sua dança, Kali destrói o momento anterior e mantém o futuro na escuridão, persuadindo-nos a renascer no eterno Agora. A cada momento atemporal, ela nos guia de sua sombra de agressividade para a sua luz de não violência, um dos yamas do *Ioga Sutras*.

Kali é a primeira mahavidya porque ela representa o tempo — o pano de fundo para a criação. Sua dança do tempo está intimamente relacionada com a morte, em que desapegar e seguir em frente estimula uma nova vida e o crescimento. Por mais aterrorizante que Kali seja, podemos sentir que, junto com toda a criação, estamos emaranhados em seu feitiço.

O simbolismo de Kali

As intensas representações imaginárias de Kali exigem que enfrentemos partes ocultas e desconfortáveis de nossa psique para que possamos nos abrir à sua luz de transformação e despertar.

Pele: a pele de Kali é escura como o breu, evocando o útero fechado da realidade sem restrições de onde surge a criação. Ela é da cor da profunda e misteriosa escuridão do espaço em que o cosmos se desenvolve.

Traje: a guirlanda de cabeças humanas e saia de braços humanos nos lembram da intenção dela de nos libertar da identificação com o I-Self e suas ações egoístas.

Ferramentas: as várias armas nos braços cumprem a missão de nos libertar da subordinação. Em uma das mãos, Kali segura uma cabeça humana recém-decepada — seu troféu, o I-Self. Como se tentasse suavizar sua ferocidade, ela forma um mudra com a outra mão que diz: "Não tema, meu filho".[14]

Expressão: um olho vertical adorna sua testa — ela está sempre acordada.[15] A língua pende da boca para revelar presas pingando sangue que ela usa para consumir tudo na criação. Afinal, ela é o tempo.

Morada: Kali prefere cemitérios com cadáveres em decomposição que nos lembram da inevitabilidade da morte. Como o tempo, ela dança no vasto cemitério do cosmos onde os universos nascem, evoluem, envelhecem e morrem — em um ciclo sem fim.

Kali e Shiva: Kali dança sobre Shiva, que é a percepção-consciente de que todos os fenômenos relacionados ao tempo emergem e retrocedem. Shiva permanece imóvel e esquecido sob o poder dos pés dançantes de Kali. A aparência dramática dela e sua dança como o tempo são tão encantadoras que nos esquecemos de Shiva, nossa verdadeira natureza.

Sua presença: a presença dominante de Kali é instável: no momento em que é reconhecida, ela desaparece; tente ignorá-la, e ela se mostra. De forma astuciosa, aparece ao mesmo tempo no passado, presente e futuro. Como o tempo, é impossível defini-la e, embora sua dança possa parecer frenética, há uma precisão imaculada em seu ritmo cósmico. Por vezes doce e delicada, a dança atrai os planetas e estrelas para que flutuem com ternura; inesperadamente, a dança se torna caótica. Assim como nos acomodamos na segurança do conhecido, nossas circunstâncias nos fazem perder o controle, levando-nos rumo ao desconhecido.

EXERCÍCIO: Contemplando Kali

Tire um tempo para sentir a energia da dança de Kali permeando e movendo o cosmos. O que as imagens dela fazem você sentir? Evocam medo, repulsa ou desconfiança? Você consegue sentir a presença dela como tempo, como o passar dos segundos, minutos, semanas, meses e anos? Você consegue ver como ela consumiu seu passado, deixando apenas as lembranças?

O papel de Kali na criação

Antes da criação, Shiva e Shakti permanecem em um estado de potencial indiferenciado. Shakti parece se separar de Shiva quando seu primeiro movimento de autoconsciência e criação começa. Shakti torna-se Kali da mesma maneira que o tempo, cuja dança ininterrupta dá origem ao passado, presente e futuro. A cada passo de sua dança, ela destrói o passado para invocar o futuro. A criação, portanto, começa com o tempo e é sustentada pela morte.

Tempo e morte

Muitas vezes, não pensamos com profundidade ou clareza sobre a passagem do tempo até nos depararmos com circunstâncias que alteram o curso da vida, como a perda ou a morte. Por exemplo, um dia podemos nos dar conta de que, quase sem perceber, tornamo-nos cuidadores dos nossos pais e enfrentamos a partida inevitável deles — os papéis se inverteram de forma invisível com o passar do tempo.

O tempo *parece* acelerar ou desacelerar com base na nossa percepção, o que não é uma realidade absoluta. Se estamos totalmente absortos em um projeto, as horas parecem minutos, e se estamos esperando os resultados dos exames médicos, as horas parecem anos. Um acidente de carro iminente parece acontecer em câmera lenta, enquanto nossos filhos parecem crescer em um piscar de olhos. Portanto, a sensação é de que Kali é imprevisível: sua dança nos mostra que o tempo é definido não pelo relógio ou calendário, mas pela sequência de eventos em que um momento aparentemente discreto morre e dá origem ao próximo.

Como o tempo, Kali consome tudo. Não importa quão dolorosa ou alegre seja uma experiência, a memória é tudo o que resta dela. Quando você terminar de dizer "agora", já estará no passado. Pense no próximo momento e ele já chegou. Sem a morte não há lugar nem para a novidade do momento presente nem para o frescor do futuro que ainda está por vir. O tempo é a régua pela qual medimos novos começos, crescimento, evolução e finais. É importante ressaltar que o enigma humano universal do sofrimento surge da dualidade, que tem suas raízes no tempo linear.

Dualidade e sofrimento

O tempo torna possíveis todas as dualidades: nascimento e morte, bem e mal, luz e escuridão, verdade e mentira. Cada parte de um par dualista é possível não apenas por causa de sua contraparte, mas também por sua relação com o tempo linear. Sem experiência ou aprendizado *passados*, não teríamos referência para nenhum dos campos opostos e não saberíamos como isso pode afetar o *futuro*. No cotidiano, essas dualidades alimentam a narrativa contínua das histórias da nossa vida — uma promoção é boa, ser demitido é ruim; o nascimento de um bebê traz alegria, a morte de um dos pais traz tristeza. Executamos uma narrativa contínua em nossa cabeça que atribui um valor dualístico a cada experiência. As histórias do passado já morto e as projeções para o futuro inexistente formam a matéria da dualidade. Essa narrativa impregnada de dualidade é tão insubstancial e fugaz quanto um sonho.

A criação surge de uma percepção-consciente vasta e infinita, assim como nossos sonhos noturnos surgem de nossa mente e são projetados na tela de nossa consciência. Quando um tigre faminto está perseguindo você em um sonho, seu coração dispara e você acorda encharcada de suor. Imagine o que aconteceria se você permanecesse lúcida enquanto sonha: não seria afetada porque saberia que está segura na cama e que o tigre não está *de fato* perseguindo você. Só é possível vivenciar esse drama quando se está imersa no sonho, e apenas quando despertar vai perceber que tudo não passou de uma projeção de sua mente. Esquecer sua verdadeira identidade dá vivacidade ao drama do sonho.

Da mesma forma, Kali lança um véu de esquecimento sobre a criação para fazê-la parecer real, vívida e visceral. A submissão de Shiva a Kali simboliza o feitiço de esquecimento dela. Ao nos manter fixos no tempo linear, ela garante que permaneçamos engajadas no sonho. Esquecemos nossa verdadeira natureza ilimitada e ficamos imersas em seu drama como o I-Self limitado com todos os seus triunfos, desafios, arrependimentos e esperanças.

Reencarnação do I-Self

Algumas filosofias dizem que reencarnamos e retornamos vida após vida. Se as coisas correrem bem nesta vida é porque fizemos algo de bom antes, e se correrem mal, é porque não fizemos. Uma maneira mais prática de se relacionar com Kali é entender a reencarnação como os ciclos de vida e morte referentes não ao corpo, mas ao I-Self.

O I-Self é o enredo contínuo que dá um significado coerente aos eventos que parecem aleatórios em nossa vida. Na minha história, sou a personagem principal; na sua, a protagonista é você. Cada uma de nós absorve as experiências do mundo e as processa de acordo com o que aprendemos no passado, e isso molda nossa visão de nós mesmas. Não nascemos com a capacidade de tecer histórias contínuas sobre nós mesmas, mas a cultivamos quando aprendemos conceitos como "meu", "minha" e "eu" na primeira infância. À medida que crescemos, o I-Self se torna uma mistura do que aprendemos no passado e do que aspiramos para o futuro. Influenciado pela sociedade, pelos pais e pelos amigos — e as lembranças e esperanças *deles* —, o I-Self passa a ser uma coleção contínua de rótulos. Por exemplo, o seu I-Self pode ser definido por rótulos como "estudiosa", "terá um futuro promissor", "odeio meu nariz" e "boa em música", enquanto o meu pode ser composto de rótulos como "preguiçosa", "criativa", "cabelo lindo, mas dedo podre" e assim por diante. Os rótulos se tornam as lentes pelas quais vemos o mundo, nossas tendências latentes.

Tendências latentes: *vasanas*

Imagine a situação: você saiu para almoçar com três amigas, e a garçonete tropeçou e derrubou as bebidas. Uma de suas amigas está furiosa e sente que o dia dela foi arruinado, a segunda não para de rir e a terceira não está nem aí. Por que o mesmo estímulo causa três reações diferentes? Para isso, precisamos examinar nossas tendências latentes, ou *vasanas*, que são assinaturas emocionais e energéticas associadas a um evento.

Atribuímos sinais característicos às nossas experiências que resultam em dualidades, como gostar e não gostar, apego e aversão, agarrar e afastar. Esses sinais-vasana conduzem todas as nossas escolhas e ações, porque elas se tornam parte do nosso I-Self. No exemplo do almoço, a amiga que sentiu raiva pela bebida derramada pode ter tido uma experiência anterior em que foi punida por fazer bagunça, enquanto aquela que achou engraçado pode ter compartilhado risadas com os pais por um acidente semelhante. Na maioria das vezes, não sabemos identificar por que reagimos da maneira que reagimos, pois os vasanas estão no fundo do corpo causal, escondidos do cérebro consciente.

EXERCÍCIO: A origem dos vasanas

Pegue uma folha de papel pautada e faça duas colunas, rotulando uma como "coisas boas" e a outra como "coisas ruins". Liste as coisas de sua vida (situações, lembranças, pessoas ou resultados) na coluna apropriada e pergunte a si mesma o que as torna boas ou ruins. Que incidentes ou histórias passadas você revive que reforçam esses sentimentos?

A presença de Kali em nossos corpos

Kali vive bem na base da coluna vertebral, no corpo sutil, como a energia mais primordial de Shakti, conhecida como kundalini, ou "enrolada". O corpo sutil é composto de inúmeros canais de energia, ou nadis, que transportam prana — a força vital essencial que possibilita o funcionamento de nosso corpo-mente. Os nadis convergem em vários pontos, formando chacras, ou "rodas", sete dos quais se situam ao longo da coluna, começando no cóccix e terminando no topo da cabeça (veja a Figura 1).

Três nadis importantes atravessam a espinha: o sushumna está no centro, enquanto o ida ("frio"), à esquerda, e pingala ("quente"), à direita, envolvem o sushumna. Normalmente, o prana oscila entre o ida e o pingala, e entra no sushumna por breves momentos ao passar de um para o outro. Essa mudança periódica é a marca registrada da mente comum que está em constante movimento entre as dualidades de bom e mau, gostos e desgostos, atração e aversão. Diz-se que a kundalini está adormecida neste estado comum, a mudança constante simbolizando a dança sem fim de Kali no cemitério do tempo.

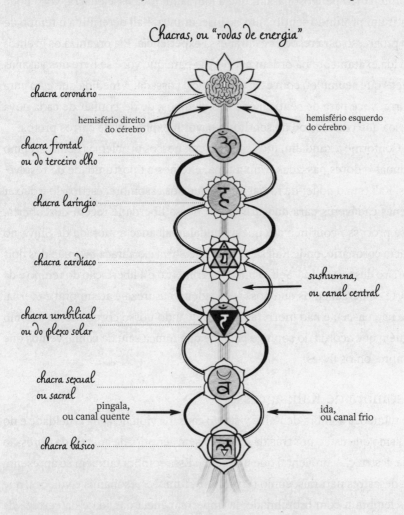

Figura 1 Os três principais canais de energia, ou nadis, atravessam a coluna e se encontram nos chacras.

Enquanto Kali vive no cóccix como kundalini, Shiva vive no chacra coronário. Com a prática e a abertura, a kundalini se desenrola no sushumna, trazendo descanso à mente carregada de dualidade. À medida que essa poderosa energia ascende no sushumna, ela toca cada um dos chacras e catalisa a transformação drástica das questões vitais correspondentes.

Por exemplo, o chacra na base da coluna corresponde a sentimentos de ancoragem e segurança. Digamos que você tenha passado a infância morando em um bairro perigoso; assim que a kundalini toca esse chacra, você pode sentir um profundo sentimento de insegurança. Kali determina o tempo de seu progresso para resolver e curar essa experiência. Ela organiza os eventos da vida exatamente na ordem necessária para que você se livre dos vasanas únicos que acumulou com essa experiência passada. À medida que essa cura ocorre, você para de sentir medo dos vizinhos, de desconfiar de cada nova pessoa que conhece ou de sentir um pavor inexplicável de carros pretos.

Conforme a kundalini toca cada chacra, nossos problemas ocultos, como traumas e dores passadas, vêm à tona, e temos a oportunidade de resolvê-los. Kali tem o poder de rasgar aquilo que nos assombra, estripá-lo e deixar apenas cadáveres para dançarmos em nossa liberdade recém-descoberta. Esse processo continua até que a kundalini alcance a morada de Shiva no chacra coronário, onde Kali sai de cima de Shiva e o abraça. A união dos dois marca o despertar do I-Self, o fim do sofrimento e a libertação do tempo e da morte — percebemos que nossa verdadeira natureza é atemporal e eterna, que não nasceu e não morrerá, mesmo quando nosso corpo morrer. Como alguém que acorda do sonho e percebe que nunca saiu da cama, vemos que sempre fomos livres.

A sombra de Kali: agressão

No mundo, a sombra de Kali é vista no caos, na violência, na crueldade e no egoísmo que estão por trás da matança sem sentido, da guerra, da opressão e da destruição ambiental que nos cerca. Essa sombra também se apresenta em desastres naturais, como terremotos, furacões, tsunamis e vulcões, que nos lembram com brutalidade da impermanência da vida e da certeza da morte e do desastre.

Sensação de separação

A principal causa da sombra de agressão de Kali em nossa psique é a sensação de separação. Nossas experiências únicas de vida criam perspectivas sobre eventos mundiais, política, religião e vida cotidiana. Esse I-Self único e próprio é o resultado de nosso passado distinto e do que pensamos que o futuro reserva especialmente para nós. Como vimos, a nossa identidade, o I-Self, nasce e se sustenta no tempo linear.

Somos homem, mulher, branco, negro, americano, hindu, judeu, cristão, bom, mau, digno ou indigno apenas em comparação com um oposto ou com algo diferente. A mulher é o outro se eu for um homem, o negro é o outro se eu for branco, o cristão é o outro se eu for hindu, o ruim é o outro se eu for boa e assim por diante. Em um nível sutil, nossa experiência de separação dá origem à comparação. Cada um de nós se sente único por causa das escolhas que fazemos e da maneira como pensamos ou agimos — em comparação com outros cujas escolhas, pensamentos e ações diferem dos nossos. A comparação naturalmente leva ao julgamento. Sempre que pensamos coisas como *eu não faria isso, ela deveria fazer desse jeito* ou *eles não deveriam ter feito aquilo*, nosso senso de separação é reforçado por meio da comparação e do julgamento, e o I-Self fica mais forte.

Comparando e julgando

Sempre que comparamos ou julgamos alguém em nossos pensamentos, palavras ou intenções, nos afundamos no feitiço de dualidade de Kali e nos afastamos ainda mais de nossa verdadeira natureza. Embora fazer comentários depreciativos sobre um colega de trabalho no bebedouro possa nos dar a sensação de que nos sentimos melhor com nós mesmas, essa é uma emoção temporária. Mais tarde, quando o mesmo colega de trabalho — sem saber que é motivo de fofoca — nos deseja boa sorte, a culpa de se entregar à fofoca se transforma em autoaversão. O autoengrandecimento e a autodepreciação alimentam igualmente o I-Self, porque ambos estão enraizados na comparação e no julgamento. Se cavarmos um pouco mais fundo, descobriremos que tanto a comparação quanto o julgamento surgem do desejo não realizado.

Nutrindo um desejo não realizado

Se todos se sentissem realizados e felizes, não haveria comparações nem julgamentos. A identificação com o I-Self é limitante em sua essência e causa uma sensação de falta, nos fazendo procurar sempre pela completude e contentamento em objetos externos. *O que* desejamos é resultado de nossos vasanas únicos que formam nossa identidade individual. Na verdade, o desejo é o combustível para a identificação com o I-Self. Se você sofreu demais com a pobreza durante a infância, pode desejar a riqueza. Se foi privada de afeto, pode desejar amor.

Quando conseguimos o que queremos e realizamos um desejo, a fonte de combustível do I-Self cessa temporariamente e ele morre. Assim que você ganha na loteria ou encontra o parceiro dos seus sonhos, experimenta um sentimento de paz e felicidade. Você pensa, de forma equivocada, que foi o dinheiro ou o relacionamento que o deixou feliz, mas não é verdade. A felicidade que você experiencia é da morte temporária do I-Self, o que revela sua verdadeira natureza. Você não conseguia enxergá-la antes porque estava mascarada pela inquietação do desejo.

Infelizmente, os vasanas que orquestram nossas vidas nunca são silenciados de forma permanente pela satisfação do desejo. Logo, a riqueza ou relacionamento deixam de ser uma novidade, a inquietação vem à tona de novo e o I-Self é ressuscitado. É a esse renascimento que a teoria da reencarnação faz referência. O I-Self renasce repetidas vezes com sua sensação de falta, passando pelos ciclos de nutrir o desejo, fazer com que ele seja realizado e passar para o próximo desejo.

Quando não conseguimos o que queremos, o desejo não realizado nos faz sentir arrependimento, ressentimento ou melancolia. Nós nos sentimos incompletos e ficamos inquietos até conquistarmos ou possuirmos o objeto de nosso desejo. O I-Self, portanto, transforma toda experiência em um jogo de avaliação: *isso vai me dar o que quero? O que tenho a ganhar com isso?* Assim, nos afogamos nas sombras de amargura, raiva e arrependimento de Kali que surgem de resultados passados e expectativas futuras.

A sede de sangue de Kali

O Devi Mahatmyam, que pode ser traduzido como a "Glória da Deusa", é um texto muito respeitado que descreve a vitória de Shakti sobre o mal.[16] Ele começa com uma história em que forças das trevas, chamadas asuras, assumem o controle do cosmos. As forças da luz, desencorajadas, e chamadas devas, voltam-se para Shakti porque os poderes dela superam todos os deles. Ela graciosamente concorda em salvá-las e continua a aparecer através das eras em inúmeras formas para lutar contra vários males. Esses contos simbolizam as guerras eternas entre as forças das trevas e da luz em nossa própria psique.

Em uma batalha épica, Shakti enfrenta o invencível asura chamado Raktabija, cuja tradução é "semente de sangue". Ele tem o poder de se clonar com cada gota de seu sangue, desafiando os recursos de Shakti. Por fim, ela assume a forma de Kali e consome até a última gota do sangue de Raktabija — assim, vencendo a batalha.

Nossos desejos têm o mesmo poder de clonagem que o sangue de Raktabija, cada um criando mais pontos, o que leva a uma vida de exaustão na busca de satisfazer todos esses desejos. A paixão por sapatos de grife ou carros esportivos pouco a pouco se estende a outros objetos, como roupas, imóveis ou hobbies. Realizar nossos desejos causa muito estresse. Além disso, a verdade é que, na vida, às vezes conseguimos o que queremos e às vezes não conseguimos — nesse jogo a soma sempre dará zero. Como a criação se move como um todo a partir da perspectiva de Kali, somos constantemente afetadas pelos desejos e ações de tudo e todos. Seu sonho de um dia ter um negócio de sucesso motiva você a investir todo o dinheiro que economizou com sacrifício no mercado de ações para que esse valor possa aumentar, mas então o mercado quebra e você perde cada centavo. O bebê que você planejou e carregou com tanto cuidado durante a gravidez nasce com algum problema de saúde e você se depara com uma vida muito diferente da que sempre sonhou.

O caos a imprevisibilidade da dança de Kali nos causam grande sofrimento. A teoria da reencarnação afirma que esse sofrimento não termina com a morte. Logo depois de darmos nosso último suspiro, os corpos causal e sutil saem do corpo físico e encontram outra forma para que possamos continuar a satisfazer nossos desejos infinitos na próxima encarnação. Não somente lutamos para satisfazer os desejos que temos, mas também criamos novos desejos com frequência, à medida que avançamos em nossas vidas. O ciclo de renascimento, portanto, continua e continua. Quando isso acaba?

Quando acordamos do sonho da dualidade e percebemos nossa verdadeira natureza. O sofrimento termina ao colocarmos o I-Self para descansar.

Quando invocada, Kali decapita o I-Self e consome sua força vital: o desejo. Para garantir, ela corta as mãos das ações movidas pelo desejo. E em cada momento atemporal, ela nos dá a oportunidade de acordar do sonho. A cada passo de sua dança, ela destrói o momento anterior e mantém o futuro na escuridão, persuadindo-nos a renascer no eterno Agora.

Arrogância

A agressão pode aparecer de maneiras que não são fáceis de se perceber no começo. A hipocrisia é uma dessas formas sutis de agressão que pode ser vista no ativismo social e cultural, onde nossas crenças bem-intencionadas se tornam máscaras para a intolerância. Descobri essa sombra quando me tornei vegana ao me informar sobre a situação dos animais criados para alimentação. Logo percebi que estava julgando qualquer pessoa que não fosse vegana, pois a via como desinformada e, de certo modo, inferior. A cimitarra de Kali desceu um dia para me mostrar como eu havia renunciado a uma forma de violência por outra.

Formas sutis de violência podem aparecer até mesmo em atos genuínos de bondade em que o I-Self, sempre ávido pela completude, pode se sentir um pouco presunçoso ou superior por ter ajudado os "menos afortunados". Piedade, arrependimento, vergonha e culpa são outros exemplos de violência; sejam eles direcionados a si mesmo ou aos outros, alimentam o I-Self e nos mantêm aprisionados em ciclos intermináveis de carma.

Como criamos carma

Graças ao véu de ilusão de Kali, acreditamos inocentemente que nosso sofrimento é causado por *outras* pessoas, situações e circunstâncias. Quando agimos com a suposição de que alguém ou algo "de fora" é responsável pelo nosso sofrimento, nossa resposta emocional à pessoa ou ao evento resulta em carma, que é definido como a soma total de nossas ações passadas que determinam consequências futuras. É o desdobramento cego de ações e reações em uma cascata sem fim que nos mantém presas no feitiço de Kali e é o resultado de não assumirmos a responsabilidade por nossas emoções, pensamentos e ações.

Quando culpamos os outros por nossas dificuldades, criamos ciclos intermináveis de sofrimento. O carma surge de nossos vasanas, e os vasanas criam mais carma.

A luz de Kali: não violência

O antídoto para a sombra da agressão de Kali é sua luz de não violência, um dos yamas dos *Ioga Sutras*. Quando examinamos nossa experiência diretamente, descobrimos que estamos sempre reagindo a nossos próprios pensamentos e crenças sobre pessoas, situações e circunstâncias. Com base em *nossos* vasanas, classificamos desastres naturais, política, eventos mundiais, desafios de trabalho e relacionamentos pessoais como certos ou errados, bons ou ruins, aceitáveis ou inaceitáveis.

Imagine a seguinte situação: você está dirigindo em uma estrada e um carro corta o seu. O motorista abaixa o vidro da janela e mostra o dedo. Você percebe que seu coração está acelerado e suas mãos estão tremendo. Se está desejando a infelicidade dessa pessoa com toda sua fúria, acabou de criar um carma com ela ao projetar seu estado de espírito. E se você não tivesse a capacidade de interpretar as ações desse motorista como boas ou ruins? Então, perceberia que coração acelerado e mãos trêmulas são respostas normais do corpo ao perigo. As ações *do outro* são irrelevantes para o *seu* estado interior, seu ser. Ao enxergar isso, o incidente não cria nenhuma impressão em seus corpos causal e sutil — você não pensa mais nele. Quando passar a agir sempre assim, não criará mais carma ou vasanas.

Permitir que algo seja do jeito que é, sem reações de julgamento, é a luz da não violência radical de Kali. A chave para a não violência radical é sempre manter a atenção focada em nossas ações e respostas, e renunciar ao julgamento. Ao nos concentrarmos em nossos próprios processos e permitirmos que os outros sejam como são, começamos a entender como devemos agir em qualquer situação. Absolver os outros da responsabilidade de nos fazer felizes nos dá acesso a grandes profundidades de amor e compaixão por todos, e nossas ações começam a refletir esses tesouros recém-descobertos. Enraizadas na não violência radical, começamos a nos libertar da armadilha de Kali no tempo linear. Cultivar a não violência radical é o objetivo do sadhana do caminho progressivo de Kali.

EXERCÍCIO: Passando da sombra para a luz — cultivando a não violência

Este exercício nos mostra as raízes da agressão em nossa mente e como podemos nos livrar dela ao assumir a responsabilidade por nossas experiências.

❋ Tire de quinze a trinta minutos para você, livre de perturbações.

❋ Sente-se em uma cadeira e apoie os pés no chão, colocando as mãos no colo. Feche os olhos devagar e deixe o corpo relaxar.

❋ Invoque a presença de Kali e a energia de suas imagens para reunir força.

❋ Lembre-se de uma situação desconfortável, como uma interação com alguém, um resultado que você não esperava ou um evento mundial que é assustador ou provoca ansiedade.

❋ Observe a sequência de eventos que levaram ao seu desconforto: o incidente ocorreu e, com base no que você aprendeu no passado, sua mente interpretou a situação como ruim. Você acha que o resultado *deveria ser* diferente.

❋ Busque entender se o seu desconforto foi causado pelo evento ou pela forma como você o *julgou*. Seus julgamentos são resultado de *suas* histórias passadas e não são *causados* pelo evento.

❋ Perceba que os cenários baseados em coisas que você *deve* ou *não deve* fazer só existem na *sua* imaginação.

❋ Como você veria a pessoa ou situação agora? Permita que as respostas sejam dadas sem palavras e sinta o alívio ou a liberdade que podem surgir. Leve o tempo que for necessário nessa pergunta.

❊ Retome devagar a percepção-consciente do corpo antes de abrir os olhos.

❊ Ao longo do dia, observe seus julgamentos à medida que surgirem. Comece a questionar e dominar suas respostas e reações, sabendo que elas nunca são causadas por ninguém ou por nada além de sua própria mente.

EXERCÍCIO: Investigação não dual sobre o papel de Kali na criação — tempo

Quando assumimos total responsabilidade por nossas ações e reações, podemos nos abrir para a verdadeira não violência radical, que é cimentada pela investigação não dual, na qual examinaremos os conceitos de memória e imaginação na experiência direta para descobrirmos o eterno Agora que Kali simboliza. Comece com o exercício para abrir o coração (instruções no Capítulo 2).

❊ Imagine uma rosa vermelha da forma mais vívida que puder — sua cor, textura e cheiro. Observe a série de pensamentos que descrevem a rosa: *vermelha, aveludada, perfumada*. Esses pensamentos *se referem* à rosa, mas a rosa está, de fato, *aqui* agora? *Pensar* na rosa é a mesma coisa que ter a rosa?

❊ Se você imaginasse a rosa mais tarde hoje, seria o *mesmo* pensamento surgindo mais uma vez ou um pensamento novo? Como seria possível verificar isso a não ser por outro pensamento que possa ser rotulado de "igual" ou "diferente"?

❋ O que torna o pensamento atual da rosa uma "memória"? Havia outra entidade registrando o momento em que você estava vivenciando a rosa hoje mais cedo para poder reproduzir futuramente como uma "memória"?

❋ Você consegue encontrar uma entidade agora mesmo que esteja registrando sua experiência atual para reproduzir como memória mais tarde?

❋ A entidade é diferente de um pensamento?

❋ Caso seja, por quê?

Nessa investigação, descobrimos que houve uma vez uma experiência original de uma rosa. Mais tarde, surgiu um "pensamento-memória" relembrando a experiência. Um segundo pensamento seguiu-se ao pensamento-memória, ligando a memória à experiência e *afirmando* que elas se referiam à mesma coisa. No entanto, na *experiência direta*, quando o pensamento-memória surgiu, a experiência original da rosa já havia acabado há algum tempo. No momento em que a afirmação-pensamento apareceu, o pensamento-memória havia desaparecido. Isso acontece porque, *na experiência direta, dois pensamentos não ocorrem ao mesmo tempo*.

Além disso, na experiência direta, a memória nada mais é do que um pensamento *atual* que surge ao testemunhar a percepção-consciente. O passado nunca se repete. O que ocorrem são *pensamentos* do passado. E eles sempre ocorrem *agora*.

Vamos tentar a mesma indagação com pensamentos sobre o futuro.

❋ Pense em um evento futuro e o antecipe da forma mais vívida possível.

❋ Os pensamentos que surgem se anunciam como pensamentos "futuros"?

> ❊ Os pensamentos sobre o futuro podem ocorrer em qualquer outro momento, exceto *agora*?
>
> Nessa investigação, descobrimos que o futuro nunca ocorre agora; apenas *pensamentos* do futuro ocorrem agora.
>
> A investigação não dual sobre o tempo é muito útil para examinar nossos bloqueios com o passado e as ansiedades ligadas ao futuro. Na esplêndida claridade da percepção-consciente, vemos que todos os pensamentos surgem no *agora*, quer se refiram ao passado ou ao futuro. Quando tanto o passado quanto o futuro são abandonados, a não violência radical se torna nosso modo de vida, porque a violência está sempre enraizada na memória ou na imaginação.

Compreendendo Kali

Kali sadhana permite uma investigação profunda sobre o tempo, mostrando-nos que o momento presente não está localizado na linha do tempo linear. O movimento ascendente da kundalini simboliza o salto *vertical* fora do tempo linear e a liberdade do enigma universal de todas as criaturas vivas, o medo da morte. Uma vez que percebemos que o I-Self que nasceu no cemitério do tempo não é quem realmente somos, as imagens assustadoras de Kali se transformam em imagens benevolentes. Com amor, ela nos leva ao ponto de vista onde o passado, o presente e o futuro ocorrem somente *agora*.

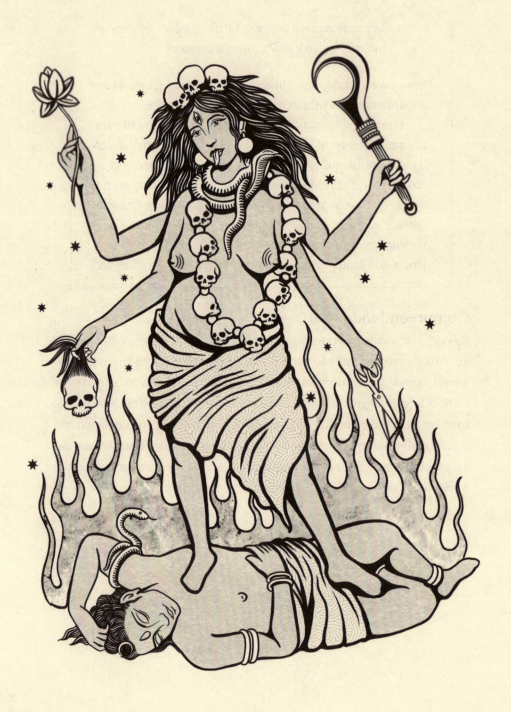

CAPÍTULO 4

TARA

> O remédio para a sombra universal de autoengano de Tara é sua luz
> da *verdade*, um dos yamas dos *Yoga Sutras*. Sua espada corta nossas
> falsidades de uma só vez, não deixando espaço para a falta de au-
> tenticidade em nossas relações, que devem estar alinhadas com a
> verdade de forma inflexível — ela nos força a crescer.

Shiva-Shakti é o potencial infinito antes do início da criação. A autoconsciência é a primeira indicação de agitação dentro desse potencial
quando Shiva se separa de Shakti. Tara é Shakti como o autorreconhecimento de Shiva. Seu som, AUM, é a vibração da qual surge a criação.

O simbolismo de Tara

"Tara" significa "estrela", porque sua graça nos guia, como a Estrela do Norte, da identificação com o I-Self de volta à vibração primitiva do Self.

Pele: à primeira vista, ela se parece com Kali. Mas a pele azul lembra mais o céu do crepúsculo, completo com as estrelas brilhantes que refletem seu papel como um farol no escuro.

Traje: os quadris de Tara estão cobertos com pele de tigre de cores vivas enquanto ela doma a selvageria a ponto de poder usá-la como adorno. Uma guirlanda de caveiras decora seu pescoço, simbolizando resquícios do I-Self conquistado.

Ferramentas: ela carrega um crânio humano em uma de suas quatro mãos, simbolizando o I-Self destruído. A espada e a tesoura em duas de suas outras mãos são utilizadas para realizar essa tarefa. O lótus em sua quarta mão representa o dom do autoconhecimento.

Expressão: solene e serena, Tara fica perfeitamente imóvel enquanto sua boca e língua se movem sem parar. Tem a boca manchada de sangue por consumir nossas identidades equivocadas. A barriga protuberante que paira sobre um cinto enfeitado com joias simboliza o fardo da autoilusão, um fardo pesado que nos mantém presas ao tédio de nossa vida. Seus três olhos, tão vívidos, representam sua imersão em êxtase.

Som: embriagada pelo próprio êxtase, ela emite um AUM sem fim, dando ritmo à dança de Kali. Essa canção dá origem ao cosmos, tornando-se a essência subjacente de todas as formas — desde a maior estrela até a menor partícula subatômica. Nascidos de sua canção, os objetos adquirem massa e carga. Impulsionadas por essa música, a gravidade e outras forças surgem para organizar a natureza em padrões precisos e caóticos. A vibração de seu zumbido se cristaliza em células, órgãos e organismos.

Morada: ela está cercada por piras de fogo usadas para a cremação e que contrastam com a escuridão da noite. As chamas que dançam ao seu redor nascem de sua própria canção. Sob seu comando, elas consomem incansavelmente o velho para abrir caminho para o novo. Um de seus pés está apoiado no coração de um cadáver incendiado e o outro nas pernas — o cadáver é Shiva.

Tara e Shiva: Shiva fica imóvel sob o peso de Tara. O pé de Tara sobre o coração de Shiva simboliza o mascaramento da percepção-consciente por seu zumbido, enquanto o outro pé, em cima das pernas, fala da paralisia induzida pela natureza egoísta do I-Self.

Sua presença: incansável e perpétuo, o zumbido concentrado e persistente de Tara destrói a quietude de Shiva. Tom e ritmo diminuem e fluem de acordo com seu humor imprevisível, que é aterrorizante em um instante e benigno em outro.

EXERCÍCIO: Contemplando Tara

Sente-se na presença de Tara e procure observar as suas sensações. O que o canto dela significa para você? Você consegue senti-lo?

O papel de Tara na criação

O AUM primordial que Tara representa está saturado de vontade divina (iccha shakti), conhecimento divino (jnana shakti) e ação divina (kriya shakti). A vontade divina, ou desejo, é simbolizada por Tripura Sundari (Capítulo 5), que impulsiona a percepção-consciente ilimitada para a própria vontade na limitação da matéria. O conhecimento divino, representado por Bhuvaneshwari (Capítulo 6), molda a vontade, direcionando-a para saber como as vibrações devem evoluir. Vontade e conhecimento são cristalizados na ação divina, que é personificada por Tripura Bhairavi (Capítulo 7).

Da energia à matéria

Impulsionada pela vontade divina, a vibração de Tara passa por rodadas recorrentes de autorreconhecimento e torna-se mais densa a cada volta consecutiva, dando origem aos cinco grandes elementos: espaço (akasha), ar, fogo, água e terra. As propriedades únicas de cada um deles surgem de suas frequências vibratórias únicas — vastidão do espaço, leveza do ar, calor do fogo, umidade da água e peso da terra. Alimentados pela vontade e pelo conhecimento divinos, os elementos se combinam para formar os inúmeros objetos do cosmos, cada um com sua frequência vibratória única. Assim, a matéria nasce da energia.

Tara dentro de nós

A vontade, o conhecimento e a ação do AUM de Tara não apenas dão origem aos objetos do cosmos, mas também são responsáveis por todas as maneiras pelas quais nos definimos. A física quântica nos ensinou que tudo o que existe é energia. Nosso estado mental e emocional pode parecer mais fluido do que uma mesa de centro, por exemplo, que por sua vez pode parecer muito sólida e fixa. Mas se olhássemos bem de perto para a mesa de centro, veríamos que ela é feita de átomos, e cada um desses átomos é feito de elétrons que giram em torno de um núcleo. Os átomos são compostos de partículas menores, como os quarks, que podem se transformar em ondas de energia. Portanto, os objetos sólidos e nosso estado mental são feitos de ondas de energia, e Tara representa a fonte de todas as formas de energia.

Em nós, ela representa o puro sentido da existência, o "Ser". As várias frequências de nossos pensamentos e emoções surgem desse Ser. Raiva, ansiedade, alegria e contentamento parecem diferentes porque têm frequências vibratórias diferentes. A dor parece pesada e nos oprime, enquanto a alegria parece leve e nos eleva — ainda que ambas surjam do Ser. Todas as maneiras pelas quais nos definimos, seja como mulher, homem, negro, branco, hindu, cristão, digno, indigno, humano, divino e assim por diante, são modificações do Ser.

Os ciclos do processo de transformação

As forças que levam à criação da matéria também atuam em nós. Pense nas vezes em que você teve *vontade* de fazer algo, como formar uma família ou começar a cantar. O desejo levou você ao *conhecimento*, o que a fez criar planos, como ler sobre maternidade ou ter aulas de música. Vontade e conhecimento alimentaram a *ação* — e em pouco tempo você estava sentindo as angústias de cuidar de crianças ou de cantar. Vontade, conhecimento e ação estimulam ciclos intermináveis através dos quais nos definimos. Veja a maternidade, por exemplo. Aquilo que desejamos para nossos filhos muda conforme eles crescem. Em cada etapa, nossa vontade estimula a técnica para a ação. A cada ciclo de vontade-conhecimento-ação, a maneira como nos definimos é fortalecida.

Os sábios tântricos descrevem Tara de três formas. Branca, ou Sukla Tara, ela é a pulsação primitiva e primordial do Ser, o topete austero simbolizando sua concentração. Azul e celeste, Neela Tara simboliza sua descida aos cinco elementos. Como a multicolorida Chitra Tara, ela simboliza a descida completa do Divino em inúmeras formas e objetos, cada um com sua vibração distinta. Essas três formas existem simultaneamente; Tara permanece imaculada e intocada mesmo quando se torna as inúmeras formas e objetos.

E assim como Tara, apesar de termos várias identidades, nossa verdadeira natureza permanece pura e imutável. Como a pira funerária sobre a qual Tara está, todas as nossas identidades surgem e se dissolvem no eterno e imutável Ser.

EXERCÍCIO: Sintonizando-se com o Ser

Por mais que você tenha passado por muitas mudanças na vida, consegue sentir que há uma parte de você que permaneceu a mesma? Quando estava no ensino médio, identificava-se como estudante ou atleta. Quando cresceu e começou a trabalhar, tornou-se uma trabalhadora braçal ou uma especialista, e quando teve filhos, tornou-se mãe. Se você for diagnosticada com uma doença, vai se tornar paciente, e se for curada, passa a ser sobrevivente. Através de todas as suas identidades mutáveis, a única coisa que permanece constante é quem você *é*. Essa sensação pura de ser o Ser. Você consegue sentir?

A presença de Tara em nossos corpos: chacras

A descida de Tara à criação em sua forma multicolorida é simbolizada pela descida da kundalini nos chacras do corpo sutil (ver Figura 1 no Capítulo 3). Diz-se que essa descida ocorre de cima para baixo quando estamos no útero, começando no chacra coronário e descendo.[17] Cada chacra tem uma vibração única e está associado a características específicas e questões de vida:

❋ **Chacra coronário:** percepção-consciente pura, ou Ser

❋ **Chacra frontal ou do terceiro olho:** discernimento, ou a capacidade de diferenciar entre o real e o irreal

❋ **Chacra laríngeo:** capacidade de falar a verdade

❋ **Chacra cardíaco:** amor e compaixão

❋ **Chacra umbilical ou do plexo solar:** sucesso e ambição

❋ **Chacra sexual ou sacral:** prazer sensual

❋ **Chacra básico:** sobrevivência e segurança

Ao descer, a kundalini descansa no chacra básico, esquecendo-se de sua verdadeira natureza (conforme discutido no Capítulo 3). A vibração sutil do Ser no chacra coronário é mascarada pelas vibrações dos chacras inferiores que, por sua vez, surgem dos vasanas que residem no corpo causal. Nossos vasanas particulares conduzem as maneiras pelas quais nossa vontade-conhecimento-ação mascara nossa verdadeira natureza. Se no início da vida você experienciou muitos problemas de saúde, pode se sentir ansiosa ao adoecer (chacra básico) ou, se foi privada de prazer, pode ansiar por isso (chacra sensual ou sacral). As primeiras experiências de vida determinarão como você entende o mundo e sua forma de agir.

Há uma progressão frouxa dos ciclos vontade-conhecimento-ação ao longo dos chacras. É menos provável que uma pessoa em situação de rua que esteja com fome e que se depare com o problema diário da sobrevivência queira apreciar arte, música ou comida gourmet, e ela provavelmente não pensa em meditar ou contemplar a natureza da realidade. Por outro lado, quando todas as nossas necessidades materiais são satisfeitas, somos atraídos pelos prazeres sensuais, como se vê nas nações e comunidades ricas, onde os recursos pessoais e nacionais são dedicados com maior facilidade ao entretenimento e aos bens de luxo. A satisfação de nossas necessidades básicas libera as energias vitais que gastamos na busca de relacionamentos, ambição, fama, sucesso e crenças políticas ou religiosas. Somente depois de esgotarmos nosso desejo de sobrevivência e prazer é que nos interessamos pelo autoconhecimento.

A maneira como nos definimos depende dos chacras específicos sobre os quais nossos vasanas agem. Nossos ciclos de vontade-conhecimento-ação surgem dos chacras dirigidos por vasana para se tornarem nossa identidade. Ocultar nossa verdadeira natureza por essa identidade é o resultado da sombra de Tara: o autoengano.

EXERCÍCIO: Contemplando os chacras

Dedique algum tempo todos os dias para sentir a energia na área geral do corpo que corresponde aos chacras. Escreva em um caderno as lembranças, imagens, pensamentos e sensações que surgem em cada um. O que essas associações indicam sobre a definição de sua identidade?

A sombra de Tara: autoengano

Nossa verdadeira natureza é percepção-consciente ilimitada e eterna. Acreditar que somos menos do que isso é a sombra do autoengano de Tara. A autoilusão começa na infância. No momento em que você consegue ficar em pé ou começa a falar, dizem-lhe que você é fulana de tal, que tem determinado nome, que pertence a certa família, que carrega uma história e uma cultura específicas.

Foi ensinada a aspirar a certos objetivos e a acreditar que eles a satisfariam. Assim que você aprendeu que não era perfeita e completa do jeito que você é, seus ciclos de vontade-conhecimento-ação começaram a buscar maneiras de encontrar a completude.

A *experiência da falta*

Seja por dinheiro, amor, fama, prazer ou realização espiritual, a busca surge da crença de que estaremos completas quando chegarmos "lá". Na maioria das vezes, moldamos nossa busca por meio daqueles que cuidam de nós, por meio de colegas e pela sociedade, e absorvemos suas ideias sobre o que devemos almejar para nos sentirmos plenos. Por exemplo, absorvemos as mensagens da televisão e dos anúncios on-line de que precisamos de um carro, do seguro, de maquiagem, de certa comida ou de determinado estilo de vida para nos sentirmos completos. O maior empecilho ao tomar ideias e conceitos emprestados como verdadeiros é não poder dizer o que *nós* queremos de verdade.

De maneira inocente, transmitimos essas crenças para nossos filhos, persuadindo-os ou forçando-os a aceitar nosso conceito de sucesso e convencendo-nos de que a felicidade deles depende disso. Eles, por sua vez, são vítimas da sombra de Tara por acreditarem que são desprovidos de algo e devem encontrar a completude nos objetos.

A sombra de Tara também é vista nos círculos espirituais, onde podemos aprender que devemos desejar apenas a libertação. No entanto, seja por riqueza ou prazer, nossos vasanas podem ser tão fortes que o ensinamento causa grande desarmonia interna. Podemos lutar por anos ou décadas com nossos desejos inatos, batendo de frente com o que *devemos* desejar. A angústia, confusão e ansiedade resultantes podem se transformar em ressentimento contra aqueles que têm o que queremos. A sombra de autoengano de Tara é tal qual a projetamos no mundo. Se nosso desejo real é por conforto material e somos desencorajados a procurá-lo, podemos criticar aqueles que são ricos, sobretudo se eles também estiverem no caminho do sadhana. Se nosso verdadeiro desejo é o amor, podemos invejar aqueles que estão em relacionamentos felizes e, se desejamos estabilidade, podemos nos ressentir daqueles que parecem seguros e satisfeitos.

Quando perdemos a clareza da vontade ou do desejo, o conhecimento e a ação decorrentes também se tornam obscuros. Nesses ciclos distorcidos de vontade-conhecimento-ação, ficamos presas na sombra do autoengano de Tara.

Validação e justificativa: as vozes do autoengano

A natureza fundamental do I-Self é a sensação de falta. Nós o mantemos vivo justificando e validando constantemente o que queremos, seja um emprego, um relacionamento ou uma refeição. Digamos que você queira muito ser promovida no trabalho. Você justifica seu desejo com pensamentos como *estou aqui há mais tempo. Olhe para o meu histórico! Quer dizer, sem a minha contribuição, esta empresa não teria obtido o lucro no ano passado.* Se conseguir a promoção, você se sente validada. E mesmo que não consiga, sente-se validada ao acreditar que aquela é uma situação de injustiça, ainda mais se seus amigos concordarem com você.

Pense nas explicações e desculpas que inventamos sobre nossos hábitos e escolhas de estilo de vida. Quer estejam relacionados a determinada dieta, tabagismo, exercício, prática espiritual ou a próxima xícara de café, estamos sempre justificando nossas escolhas para nós mesmas e para os outros.

As vozes de justificação e validação costumam ficar grudadas em nossa cabeça desde muito cedo e podem pertencer aos nossos pais ou a figuras de autoridade. Elas servem para manter o I-Self seguro por meio de um constante diálogo interior que remete ao passado, projeta o futuro, tece comparações e julgamentos com outros. Justificar nossas razões e validar nossas ações nos faz sentir que somos boas ou dignas o bastante. O que não percebemos com facilidade é que nos acostumamos a buscar a aprovação — de nós mesmas e dos outros.

Ficar presa na armadilha da aprovação

A justificação e a validação baseiam-se na busca por aprovação, admiração e aceitação dos outros, bem como nas vozes em nossa cabeça. Nosso senso de valor é baseado no que pensamos que as outras pessoas veem em nós, o que influencia na maneira como nos vemos. Quando buscamos a aprovação do próximo, criamos carma, o vínculo invisível que leva a uma enxurrada de ações e reações. Faço algo para obter sua aprovação e para me validar. Se você não aprova minhas ações, eu me ressinto de você e justifico meu ressentimento. Nossas futuras interações serão contaminadas pelo que acho que você deveria ter feito, mas não fez. Minha vontade-conhecimento-ação fica contaminada pelo fato de você ter agido ou não de maneiras que me fizeram sentir validada. Nas agonias do carma criado pela validação e justificação do I-Self, a vontade e o conhecimento distorcidos resultam em ações distorcidas — a marca registrada do autoengano.

A sombra de Tara se perpetua porque o movimento sutil de buscar aprovação é baseado no autoengano fundamental: de que, de algum modo, nos falta algo. O autoengano pode ser tão sutil e penetrante que se torna difícil percebê-lo. Se não analisarmos de forma crítica os motivos de nossa vontade-conhecimento-ação, podemos acreditar firmemente que nossas ações e pensamentos são baseados na verdade.

A luz de Tara: verdade

O remédio para a sombra universal de autoengano de Tara é sua luz da verdade, um dos yamas dos *Ioga Sutras*. A espada de Tara corta nossas falsidades de uma só vez e não deixa espaço para falsidade em nossas relações, que devem estar alinhadas de modo inflexível com a verdade, forçando-nos a crescer.

Crescimento radical

Vimos como a sombra de autoengano de Tara cria vasanas através das vozes em nossa cabeça. O crescimento radical ocorre quando paramos de nos referir a essas vozes para entender como pensar, sentir e viver.

Se você comparecer a uma reunião de ex-alunos do colégio ou faculdade que frequentou e passar algum tempo com amigos daquela época, poderá descobrir que eles reagem à vida da mesma maneira que faziam décadas atrás. Um valentão do ensino médio pode passar a vida intimidando os outros, enquanto uma amiga que sofria de ansiedade causada pelas provas continua a conviver com isso, só que agora a sensação é causada pelas provas finais dos filhos. Embora nossas situações mudem, a maneira como nos relacionamos com elas permanece a mesma, partindo da forma como aprendemos a lidar com a vida quando crianças. Nossas reações ficam bloqueadas por meio da criação de vasanas e tornam-se firmemente estabelecidas na adolescência, preparando o cenário para o modo como vamos operar o resto de nossa vida. O valentão do ensino médio pode aprender a mascarar a agressão com educação, e a mãe ansiosa pode se fechar emocionalmente para proteger seus filhos. Podemos confundir esses "ajustes" com comportamentos de adultos.

No entanto, o crescimento radical não significa se fechar emocionalmente ou se esconder atrás de uma máscara de educação. Trata-se da capacidade de processar a experiência de maneira sábia e saudável, mantendo o coração bem aberto. É o processo de romper os padrões orientados por vasana e criar nossos padrões. Muitas vezes, ficamos presas a padrões de pensamento e vida só porque nossos pais, avós ou gurus pensavam e viviam desse modo. Embora não tenha problema algum em limpar a casa ou colocar a louça na máquina de lavar-louças da mesma forma que nossos pais faziam, seguir cegamente os comandos e vozes em nossa cabeça não nos leva ao crescimento radical.

Ao crescer radicalmente, dissolvemos nossos padrões cármicos para ver que nossa verdadeira natureza é ilimitada, felicidade eterna. Isso não significa que paramos de limpar a casa ou começamos a agir de maneira desagradável na sociedade. Quando crescemos assim, nossos pensamentos e ações não surgem da falta ou necessidade de aprovação, mas da plenitude e da doçura.

Superando as vozes da falta

Foi um passo revelador em minha jornada perceber que a voz em minha cabeça pertencia à minha mãe. Falava a língua dela e refletia sua visão de mundo. Um dia, acordei e descobri que ela havia desaparecido. O ponto de vista pelo qual tinha aprendido a ver a mim mesma e o mundo desmoronara de forma milagrosa durante a noite. A princípio, o silêncio foi ensurdecedor. Com a perda da voz que buscava justificação e validação constantes, o mundo pareceu diferente, com uma vivacidade e clareza que antes não existiam.

Comecei a perceber que, sem me dar conta, trocara uma fachada material por uma espiritual. Por exemplo, apesar de não me sentir confortável em um círculo espiritual, continuei a frequentar as reuniões e as aulas porque minha diligência parecia ganhar a aprovação dos outros. Até então, eu acreditava que estava apenas interessada no ensino, e me surpreendi ao notar que a necessidade de aprovação era muito maior. As vozes de justificação e validação foram tão altas que mascararam o autoengano.

É verdade que, em certos estágios do sadhana, é fundamental seguir fielmente os ensinamentos. Mas quando o I-Self encontra a validação e justificação nesse processo, nosso crescimento é sufocado. Assim que me torno um discípulo, meu-I-Self-em-busca-de-aprovação encontra na validação um buscador espiritual. Um modo de autoengano (ser uma mulher comum) é substituído por outro (ser uma buscadora espiritual). Sem a luz da verdade de Tara, continuaremos a viver na falsidade, onde trocamos uma voz pela outra.

Ajudada pela luz de Tara, meu dilema se resolveu aos poucos. Assim que tive certeza sobre a minha motivação para a vontade-conhecimento-ação, pude me desvencilhar da situação sem me importar com a aprovação. O autoengano parou de alimentar minha motivação para a ação.

O poder do mantra

O crescimento radical ocorre quando aprendemos a ficar sozinhas, guiadas apenas pelo vasto silêncio interior. O mantra sadhana é particularmente propício à abertura para a luz de Tara, porque ela é o som subjacente da vibração. Registramos as cinco percepções dos sentidos por meio das formas sutis dos cinco grandes elementos — som através do espaço (akasha), tato através do ar, visão através do fogo, paladar através da água e olfato através da terra. É mais fácil acessar a vibração de Tara por meio do som, já que ele é o mais sutil dos sentidos. Esse é o princípio por trás da prática do mantra sadhana.*

Recebemos um mantra de um professor ou escolhemos um que pareça adequado — pode ser uma única palavra, como o nome de uma divindade, ou uma frase.[18] Aqui não me refiro a mantra no sentido de afirmações, o sadhana é baseado na capacidade das sílabas de nos abrir ao Divino. Pode ser repetido com os olhos fechados por vários minutos todos os dias ou em silêncio durante atividades como cozinhar, limpar a casa ou enquanto espera por algo ou alguém. Quanto mais repetirmos o mantra, maior é a sua capacidade de se estabelecer em nosso corpo sutil.[19]

---

* Você pode baixar um documento detalhando o mantra sadhana em http://www.newharbinger. com/39102.

EXERCÍCIO: Passando da sombra para a luz — abrindo-se para a verdade

Neste exercício, identificaremos as vozes em nossa mente que criam a necessidade de validação e justificação. Podemos então ver o poder enganoso das crenças aprendidas e nos abrir para a luz da verdade absoluta de Tara.

✽ Tire de quinze a trinta minutos para você, livre de perturbações. Sente-se confortavelmente em uma cadeira, com os dois pés apoiados no chão e as mãos no colo. Feche os olhos devagar. Respire lenta e profundamente pelo nariz. Solte todo o ar. Relaxe o corpo usando a respiração para derreter a tensão em qualquer parte que esteja rígida ou tensa. Agora solte o ar.

✽ Visualize Tara em sua mente. Permita que a forma dela preencha sua visão interior. Peça a orientação dela.

✽ Lembre-se de uma situação que deveria ou não ser do jeito que é. Pode ser um evento passado que não saiu como você esperava ou uma situação contínua que cause desconforto. Preste atenção no pensamento que está lhe dizendo que aquilo deveria ser diferente. Observe a entonação, o timbre e a energia do pensamento.

✽ Como e quando você aprendeu qual *deveria* ser o resultado dessa situação? Você consegue se lembrar de um incidente na infância em que aprendeu como as coisas deveriam ser? De quem era a voz que falava naquela época? Quem está falando agora?

✽ Existem muitas vozes em sua cabeça, cada uma dizendo como a vida deve ser e o que você deve fazer para mudar as coisas? Você consegue identificar quem está falando?

❋ E se você nunca tivesse aprendido que existe um resultado ou comportamento certo? Deixe a pergunta se acomodar sem fazer nenhum som. Permaneça sentada em silêncio por alguns momentos antes de abrir os olhos.

Ao longo do dia, observe como você justifica seus pensamentos e ações e como busca validação. Por exemplo, considere o que você compartilha nas redes sociais. Como se sente se alguém gosta da sua postagem ou comenta nela? Como se sente se ninguém interage com a sua postagem cuidadosamente elaborada? Como responde aos comentários? Como justifica suas ações, escolhas e estilo de vida? Observe cuidadosamente as vozes de justificação e validação — consegue identificar quem está falando?

Depois de identificar a(s) voz(es), examine sua relação com ela(s). Você obedece (a elas) cegamente? Em caso afirmativo, por quê? De quem é a crença de que as regras pelas quais você vive são as corretas ou que você não é amável, que é indigna ou que lhe falta alguma coisa?

Basta observar os comentários constantes em nossas mentes para ter o efeito profundo de acalmá-los. Quando somos capazes de nos distanciar das vozes e observá-las sem julgamento, podemos examinar a relação entre elas e a percepção-consciente, que é o propósito da seguinte investigação não dual.

❋

EXERCÍCIO: Investigação não dual sobre o papel de Tara na criação — som e vibração

Olhando para os nossos conceitos aprendidos com investigação não dual, podemos identificar as vozes tagarelas em nossa mente como vozes que surgem no testemunho da percepção-consciente. Neste exercício, investigaremos o som e a vibração na experiência direta. Comece com o exercício para abrir o coração (Capítulo 2).

* Programe um alarme para soar a cada trinta segundos. Feche os olhos.

* Perceba o som conforme ele surge e diminui. Só pela audição, você consegue identificar um som separado do alarme? Na sua experiência direta, o cronômetro está separado do som?

* Você consegue encontrar uma fronteira entre o som do alarme e a *audição*? A audição está esperando que o som apareça? Se fosse esse o caso, você experimentaria o som de outras maneiras além da audição. O som pode ser experimentado através da visão ou do olfato? Se você só pode verificar o som pela audição, o som e a audição podem ser separados?

* Observe que você está *ciente* da audição. A percepção-consciente estava ausente quando o cronômetro não soou? A audição existe fora da observação da percepção-consciente? Você já experimentou ouvir sem testemunhar a percepção-consciente? Consegue encontrar uma fronteira entre a *audição* e a *percepção-consciente*?

Neste exercício, notamos que o som não existe independente da audição — a audição é a única maneira de experimentar diretamente o som. A audição não existe fora da percepção-consciente. Esta não é a nossa experiência, porque a percepção-consciente está sempre presente, mesmo quando a audição não está. A única coisa que experimentamos diretamente é a audição, um surgimento. E porque vimos que a audição não está separada da percepção-consciente, a investigação nos mostra que tudo o que experimentamos em um determinado momento é a percepção-consciente.

Descrições de som (alarmes, voz, nota musical e assim por diante) são baseadas na memória, que é em si um surgimento (veja o exercício de investigação não dual no Capítulo 3).

Agora repita o exercício usando o som das vozes de justificação ou validação. O som está separado da percepção-consciente? Você seria capaz de experimentar qualquer coisa fora da percepção-consciente?

Quando olhamos de perto, vemos que não há separação entre a percepção-consciente e o surgimento, seja o som do alarme ou as vozes de justificação ou validação. Isso vale para todas as vibrações — mesmo aquelas sem som audível. Todas as vibrações surgem na percepção-consciente, permanecem por um tempo e voltam para ela. Em todos os momentos, a percepção-consciente está experimentando a si mesma, independentemente do tipo de surgimento, assim como o oceano experimenta apenas a si mesmo em todas as suas ondas.

Compreendendo Tara

A luz da verdade de Tara nos mostra a causa raiz do autoengano: a necessidade de validação e justificação do I-Self que surge das vozes em nossa cabeça e leva a ciclos de vontade, conhecimento e ação impulsionados por vasana. A investigação de nossos conceitos aprendidos revela as identidades das vozes, que após uma análise mais aprofundada são vistas como surgindo no testemunho da percepção-consciente. Sua graça nos leva a descartar as vibrações de autoengano e nos abrir para sua vibração primordial de percepção-consciente pura.

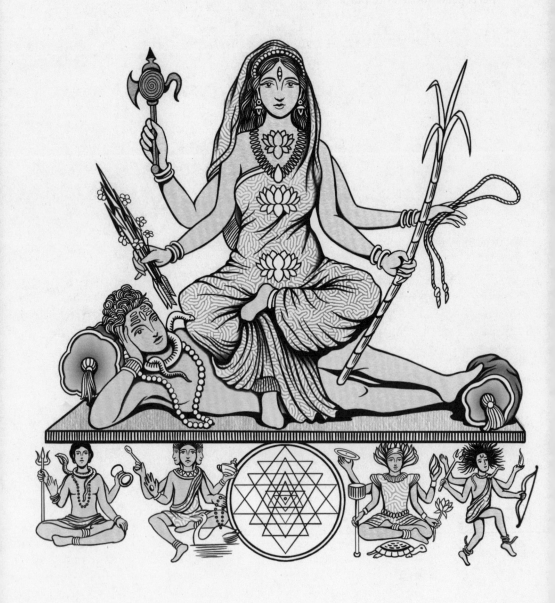

CAPÍTULO 5

TRIPURA SUNDARI

A sombra do desejo obsessivo de Tripura Sundari é dissolvida em sua luz de não apego, um dos yamas dos *Yoga Sutras*. A consciência de sua beleza nos liberta das amarras do desejo e catalisa sua conversão em amor incondicional.

No capítulo anterior, vimos como Shakti se separa de Shiva como a vibração da autoconsciência. Essa vibração está repleta de vontade divina, conhecimento e ação. A beleza de Tripura Sundari tem o objetivo de nos atrair, pois ela representa a vontade divina, ou desejo, o combustível para a criação.

O simbolismo de Tripura Sundari

Sem desejo, a criação não pode progredir no tempo linear, e o desejo é simbolizado por Tripura Sundari (também conhecida como "Sundari"), cujo nome significa "bela deusa das três cidades". Como veremos, as três cidades remetem às numerosas tríades que constituem o substrato da criação. Sundari não apenas alimenta o nascimento da criação, mas também a permeia com o poder do desejo — não podemos deixar de nos encantar.

Pele: a pele luminosa evoca a deliciosa doçura da juventude.

Traje: Sundari está envolta em um vermelho cintilante e sedoso e emite o brilho do sol nascente.

Trono: se conseguirmos desviar os olhos de sua forma resplandecente, veremos que ela está sentada em um trono incomum — duas de suas pernas são Brahma, o criador, e Vishnu, o restaurador, enquanto as outras duas são Shiva, como Rudra, o destruidor, e Ishana, o corretivo. Como Sadashiva, o revelador, Shiva se estica para se tornar o assento do trono. Sundari senta-se graciosamente sobre essas grandes divindades, supervisionando suas funções de originar, manter e destruir o cosmos, bem como ocultar e revelar sua verdadeira natureza.

Ferramentas: em suas quatro mãos, ela empunha um aguilhão, um laço, cinco flechas carregadas de flores e um arco feito de cana-de-açúcar. As flechas representam a atração externa dos cinco sentidos, o que nos mantém presas ao carma. O arco através das quais elas são disparadas simboliza o doce fascínio dos objetos, mesmo quando causam dor. Brahma conta com seu aguilhão para impulsionar a criação ao longo da linha do tempo de Kali. Vishnu depende de seu laço para enredar a criação em suas próprias paixões para sustentá-la.

Expressão: cada vez que um de seus três olhos hipnotizantes pisca, ela apresenta de forma divertida uma nova onda de criação e se infunde nela.

Sundari e Shiva: tendo persuadido Shiva a assumir três formas, Sundari o induz a esconder a verdadeira natureza da criação como Ishana. Ao mesmo tempo, senta-se diretamente sobre Sadashiva, persuadindo-o a revelar sua verdadeira natureza. Sundari roga com afeição para que ele se manifeste como Rudra para destruir a ilusão de seu encanto e revelar seu amor insuperável.

Sua presença: sua forma efervescente e irresistível brilha em todas as tríades da criação. Ao mesmo tempo, ela permanece separada de tudo enquanto se senta imóvel sobre seu amado Shiva. Hipnotiza a criação com sua beleza, ao mesmo tempo em que decide alegremente seu curso.

EXERCÍCIO: Contemplando Sundari

Sinta a presença de Sundari e sua beleza requintada. Isso induz ao desejo de possuí-la? Existem situações e pessoas em sua vida que são tão bonitas que você é levada a possuí-las? Você consegue separar o sentimento de desejo da circunstância ou pessoa e sentir sua energia?

O papel de Sundari na criação

A criação começa com a vontade divina de expansão. A vontade é impulsionada pelo desejo e catalisada em ação pelo conhecimento divino do complexo funcionamento das várias partes que compõem o todo e como o todo é afetado por cada uma delas. Vontade, conhecimento e ação se manifestam através de três qualidades conhecidas como gunas:

❋ *Sattva* é inteligência, clareza e grandiosidade.

* *Tamas* é peso e inércia, e a estrutura física da matéria.

* *Rajas* é o movimento e o dinamismo da mudança, crescimento e evolução.

Todas as formas surgem dos três gunas, que manifestam suas propriedades únicas combinando-se de várias maneiras para formar os cinco grandes elementos (explicado no Capítulo 4).

* O espaço é sátvico em sua clareza.

* O ar é sátvico em sua leveza e rajásico em sua capacidade de se mover.

* O fogo é sátvico em sua capacidade de queimar tudo sem apego e rajásico em seu dinamismo.

* A água é sátvica em sua clareza, rajásica em seu poder de movimento e tamásica em seu peso.

* A Terra é tamásica em seu peso.

Os elementos se combinam para formar os três doshas, responsáveis pela estrutura e funcionamento do macrocosmo e do microcosmo (Figura 2). Doshas conduzem nossa expectativa de vida, os ciclos do dia e da noite e os ciclos sazonais, além das alterações neurológicas e hormonais que impulsionam nossos hábitos, nossa saúde e nosso comportamento.[20]

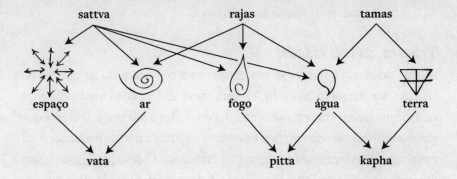

Figura 2 Os três gunas dão origem aos cinco elementos, que se combinam para formar os doshas.

❋ Espaço e ar se combinam para formar vata, o princípio da secura e frieza. Vata rege o movimento, sendo responsável pela passagem dos alimentos pelo trato digestivo, do sangue pelo coração, do ar pelos pulmões, dos micronutrientes pelas membranas celulares e pelo movimento dos pensamentos e das emoções. Na natureza, vata governa todas as forças responsáveis pela mudança e pelo crescimento. Suas estações são outono e inverno.

❋ Fogo e água se misturam para formar pitta, o princípio da umidade e do calor. Pitta regula a transformação. Pitta governa o metabolismo, regulando as enzimas que decompõem os alimentos em nutrientes e os digerem no nível celular. Também rege a maneira como processamos as percepções dos sentidos (paladar, olfato, visão, audição e tato) e as experiências de vida. Na natureza, é responsável pela transformação de uma forma em outra e pelo envelhecimento. Sua estação é o verão.

❋ Água e terra se combinam para formar kapha, o princípio de umidade e do peso que reina sobre a estrutura e a estabilidade. Kapha regula a estrutura das células, tecidos e órgãos e mantém o elemento água dentro das estruturas corporais, como secreções e lubrificação das articulações. Na natureza, kapha governa a estrutura de todas as formas. Sua estação é a primavera.

Tripura, as três cidades

As três cidades referem-se às tríades que caracterizam tudo na criação. Se tomarmos o exemplo da evolução, vata move as forças da mudança, pitta transforma uma forma em outra e kapha estabiliza a mudança. Observe que gunas e doshas ocorrem em trios. Se os trios de gunas e doshas permanecerem nas proporções inerentes ao objeto, há harmonia. O desequilíbrio acarreta desarmonia e doença. Gunas e doshas determinam o estado do universo, bem como nossa resposta à vida a cada instante.

Gunas e doshas são apenas dois exemplos dessas tríades. A tríade de qualidades que definem Shiva-Shakti são sat (eterno), chit (consciência) e ananda (felicidade), que se projetam nos estados de vigília, estado de sonho e sono profundo. Em tudo o que você vivencia, existe a tríade de você enquanto experenciador, o objeto experenciado e o ato de vivenciar. Como vimos, a própria criação surge da tríade de vontade divina, conhecimento e ação. A criação é feita de tríades, e Sundari governa todas elas.

O desejo leva ao conhecimento e ação

Os gunas, dos quais surgem todos os objetos, estão saturados de desejo e conhecimento para manifestar as próprias propriedades. Veja a Terra: acordamos de manhã e passamos o dia sem ter de pensar na gravidade e em outras forças que nos permitem permanecer de pé e com os pés no chão. O peso da Terra garante que essas propriedades ocorram em equilíbrio.

Considere o milagre da vida como um exemplo das tríades em ação. Você, com seu cérebro e corpo complexos, veio de uma única célula que não foi apenas levada a se dividir e se diferenciar em um indivíduo único — ela também sabia *como* fazer isso. Esse fenômeno poderia ocorrer sem o *desejo* inerente de um organismo de sobreviver e proliferar? É possível realizar qualquer ação sem desejo? Nosso desejo por resultados nos leva a fazer até mesmo aquilo que não gostamos.

> ## EXERCÍCIO: Contemplando o desejo
>
> Escolha um objeto de desejo e contemple como você o aborda. Você pode ansiar por ele, mas não se sentir digna. Ou pode ficar desesperada e fazer qualquer coisa para obtê-lo. Como o desejo a impulsiona a agir? Que estratégias você usa para conseguir o que deseja?

A presença de Sundari em nossos corpos

Lembre-se de que os vasanas (discutidos no Capítulo 3) são assinaturas emocionais e energéticas ligadas a um evento e que resultam em dualidades como gostos e desgostos. Eles formam as sementes do desejo, que atuam para decidir como agimos e o que buscamos.

Desejo e tendências latentes

Independentemente de quem somos e de qual seja o nosso histórico cultural, cada um de nós deseja pelo menos um dos itens a seguir.

Propósito: levar uma vida significativa

Conforto: ter comida, roupas, abrigo e riqueza suficientes

Prazer: experimentar prazer sensual

Libertação: estar livre do sofrimento que surge da sensação de falta

Nossos vasanas determinam quais desses desejos universais devemos perseguir em um determinado momento. Todas as quatro categorias de desejo são naturais e esperadas para a vida humana e não representam nenhum problema inerente. Se nossos vasanas pudessem ser exauridos ao cumpri-los, nossa sensação de falta seria curada e despertaríamos para nossa verdadeira natureza. No entanto, nosso sentimento de falta nunca diminui porque, no processo de satisfazer nossos desejos que surgem naturalmente, criamos mais vasanas.

Desejo e carma

A sensação de falta que surge da identificação com o I-Self nos leva a acreditar, erroneamente, que obter os objetos que desejamos nos tornará completos. Nessa crença, nós nos envolvemos emocional e energeticamente com eles, criando carma. Se acredito que um interesse romântico pode me "completar", eu me sinto bem quando ele ou ela tem um comportamento que me valida, e me sinto mal quando o oposto acontece. As ações dessa pessoa determinam se meu desejo de me sentir de uma certa maneira será realizado ou não. Nosso comportamento e atitude um com o outro criam uma cascata de eventos e circunstâncias — mesmo muito depois do término do relacionamento, continuamos a nutrir uma carga emocional e energética associada a ele.

Quando contamos com objetos, pessoas ou situações para nos preencher, eles acabam nos controlando pelo poder que lhe damos. Isso ocorre porque nossos sentidos tendem a ser voltados para fora, como simbolizado pelas flechas Sundari carregadas de flores que nos mantêm presas ao carma. O arço de cana que atira as flechas se refere ao doce fascínio desses objetos criadores de carma, mesmo quando nos causam dor. As histórias de injustiças passadas podem continuar em nossa mente por dias, semanas e meses — às vezes até anos. Podemos obter uma satisfação paradoxal por sermos miseráveis, porque a infelicidade valida nossa sensação de falta.

Os vasanas movidos pelo desejo residem no corpo causal e velam nossa verdadeira natureza. Eles criam obstruções energéticas no corpo sutil que determinam como interpretamos o mundo, o que, por sua vez, determina como realizamos nossos desejos. Essas obstruções, conhecidas como *granthis*, ou nós, ocorrem em três locais principais ao longo da coluna vertebral. Eles recebem o nome da tríade de divindades que criam, preservam e destroem o cosmos. No corpo sutil, esses granthis se referem às questões que criam, preservam e destroem o I-Self.

UMBIGO: BRAHMA GRANTHI

O granthi do umbigo representa os três chacras inferiores — básico, sacral e umbilical — e recebe o nome de Brahma, o criador. É nesse ponto que nossos desejos de sobrevivência, prazer sensorial, poder, fama, dominação e ambição estão alojados. Eles surgem das histórias que adquirimos de nossos cuidadores no início da vida e que *criam* nossa identificação com o I-Self. Giram em torno do que precisamos fazer ou conquistar para nos sentirmos dignas e validadas — os desejos universais de propósito, conforto e prazer. A obstrução energética, ou um nó, nessa área resulta em apego, insegurança, medo, esperança e dúvidas, todos responsáveis pela origem da sensação de ser alguém limitado, o I-Self.

CORAÇÃO: VISHNU GRANTHI

O granthi do coração mantém o senso de limitação do I-Self e recebe o nome de Vishnu, o preservador da criação. No constante cabo de guerra entre a atração e a aversão em nossas experiências de vida, a sensação de falta e separação é, com frequência, ressuscitada nessa área. Nossas respostas dualísticas a situações, pessoas e experiências de vida alimentam a contínua enxurrada de carma que *preserva* o I-Self.

Quando conseguimos o que queremos, o I-Self é fortalecido pela história de sucesso. Quando não conseguimos, o I-Self é fortalecido pela história de decepção ou fracasso. Nossos gostos e desgostos criam carma constante que mantém o I-Self em funcionamento.

TERCEIRO OLHO: RUDRA GRANTHI

O granthi no terceiro olho (veja a Figura 1 no Capítulo 3) recebe o nome de Rudra, o destruidor. Representa o bloqueio da compreensão de nossa verdadeira natureza, que é removido quando a identificação com o I-Self é destruída. Os bloqueios aqui assumem a forma de falta de discernimento entre o real (Self) e o irreal (I-Self) e o apego contínuo ao I-Self.

Desatando os granthis

O trono de Sundari com Brahma, Vishnu e Rudra como suportes demonstra a influência dela sobre os três granthis que criam, sustentam e destroem a identificação com o I-Self. Por meio de Ishana, o quarto pilar de seu trono, ela oculta nossa verdadeira natureza e nos mantém aficionados por encontrar a completude por meio de objetos externos.

Precisamos desatar o granthi para enxergar através de seu véu oculto, e é melhor fazermos isso seguindo uma ordem, começando no umbigo e progredindo até o terceiro olho. Isso ocorre porque o desejo autêntico de ver através do poder de ocultação de Sundari surge apenas quando os dois granthis inferiores são dissolvidos.

Quando o Brahma granthi é dissolvido, começamos a ver como nossa identidade se baseia em nos sentirmos completos por meio de objetos externos, pessoas e situações. Nesse ponto, somos naturalmente atraídas a examinar nossos gostos e desgostos e descobrir como nossa identidade parece repousar em uma condição passada que colore nossas experiências atuais. Começamos a ver que nossa identidade equivocada é a raiz do nosso sofrimento. E de forma natural, desenvolvemos a capacidade de nos afastarmos de nossa experiência e discernir entre o real e o irreal.

Quando nosso discernimento ganha força, perdemos o interesse, espontaneamente, nos processos que criam e sustentam o I-Self. Perdemos o interesse em criar mais carma ou vasanas. Tal discernimento e desapego, juntos, facilitam a dissolução do Rudra granthi e a abertura para nossa verdadeira natureza, o Self.

Por mais que estejamos inclinadas a pensar que o desejo de libertação é melhor do que os outros três desejos, a iconografia de Sundari nos ajuda a entender que não há diferença fundamental entre os quatro desejos universais: embora os *objetos* do desejo sejam diferentes, o *anseio* subjacente é o mesmo.

Como desejo, Sundari governa tanto os poderes ocultos quanto reveladores do Divino — de um lado, o desejo lança um véu sobre a nossa verdadeira natureza e, do outro, catalisa sua descoberta.

> ## EXERCÍCIO: Investigação granthi
>
> Faça uma lista de todos os seus desejos, classificando-os nas categorias de propósito, conforto, prazer e libertação. Você consegue relacioná-los com os três granthis? Existem alguns desejos que são mais fortes do que outros? Como eles determinam a sua forma de existir no mundo?

As sombras de Sundari: obsessão e confusão

Lembre-se de uma ocasião em que você se apaixonou com tanta intensidade que não conseguia dormir à noite. Qual era seu maior desejo? É provável que sua mente tenha sido dominada por pensamentos sobre a pessoa amada, recordando-se de algo que ele ou ela disse ou fez e desejando ver essa pessoa de novo. Pode-se dizer que era uma obsessão e que você não conseguia enxergar nenhum defeito na pessoa. O desejo pelo ser amado criou uma espécie de cegueira.

A obsessão é o resultado do desejo ardente no corpo sutil, e ela obscurece nossa percepção e discernimento. Podemos querer tanto um objeto de desejo que perdemos nossa capacidade momentânea de ver que ele nunca nos satisfará de forma permanente.

A *espiral descendente do desejo*

O desejo guia a forma de agir — quando queremos algo desesperadamente, somos capazes de fazer qualquer coisa para obtê-lo. O conhecimento do que precisamos fazer para satisfazer nossos desejos surge da experiência passada e se baseia em aspirações futuras. No exemplo acima, nosso desejo de estar com a pessoa amada leva ao conhecimento de como, onde, quando e sob que circunstâncias podemos dar o próximo passo em nosso relacionamento.

Essa abordagem apaixonada ou proativa é altamente valorizada em nossa cultura como a chave para o sucesso. A paixão pode levar a uma ação intencional e até mesmo nos dar o resultado desejado, mas nos mantém emocionalmente ligadas às nossas ações. No exemplo acima, se nossos avanços forem recíprocos, nos sentimos validadas. Caso contrário, podemos nos sentir zangadas, magoadas ou traídas. Ambos os resultados fortalecem nossa identificação com o I-Self. Nossos desejos, portanto, nos enredam no laço do sofrimento de Sundari.

A *diversão do desejo*

Sundari representa tanto a imanência quanto a transcendência de Shiva-Shakti na criação. Ela esconde, de forma voluntária, sua verdadeira forma para se tornar limitada como o I-Self, pelo poder da própria sombra. Ela não apenas se limita como o I-Self, mas também nos engana, tornando-se os objetos que perseguimos e nos fazendo adorá-la por meio deles.

Ela é, portanto, conhecida como Lalita, "a brincalhona". Maliciosamente nos faz procurar contentamento em todos os outros lugares antes de nos direcionar a procurá-lo dentro de nós mesmas. Quando enfim o fazemos, ela nos abre para sua luz de não apego.

A luz de Sundari: não apego

Quando um bebê se olha no espelho pela primeira vez, fica encantado e apaixonado pelo próprio reflexo. Da mesma forma, Tara simboliza o ato de Shiva olhando para si mesmo, enquanto Sundari simboliza o deleite e o amor-próprio do autorreconhecimento.

Se pudéssemos destilar todas as nossas emoções e pensamentos em sua vibração mais sutil, veríamos que eles surgem do amor incondicional. Experimentamos o desejo *porque* nos amamos. Esse amor-próprio é, de modo paradoxal, a base para a autoaversão. Não sentimos *nada* por aquilo com que não nos importamos. Só desejamos que as coisas sejam diferentes se nos importarmos com elas. O feitiço de Sundari nos mantém tão fixadas nos objetos de nossas paixões que perdemos de vista o amor subjacente.

Sucumbindo à sombra de Sundari, acreditamos inocentemente que o amor pode ser experimentado quando compramos, possuímos e retemos. O desejo por um objeto distorce e oculta o amor puro pela nossa existência. Se pudermos nos desvencilhar dos objetos, descobriremos a vibração subjacente do amor no Ser. Esse afastamento ocorre por meio do não apego ou desapego. No sadhana, a clareza do desejo é crucial para a compreensão da luz de Sundari.

Autoaperfeiçoamento versus autorrealização

Desejos de propósito, conforto e prazer se baseiam em *melhorar* o I-Self e curar seu sentimento inerente de falta. Todos os desejos giram em torno do I-Self — mesmo quando parecem ser altruístas. Por exemplo, servimos os outros não apenas porque nos preocupamos com eles, mas também porque nos sentimos validadas por retribuir, por fazer uma boa ação ou por acumular um carma bom. O desejo de liberação, ou autorrealização, também gira em torno do I-Self com um desejo de que o "eu" seja livre. No entanto, a autorrealização não é *para* o I-Self. Trata-se de se libertar *do* I-Self.

A sombra de Sundari nos induz a confundir o desejo de autoaperfeiçoamento com o de libertação. A identificação com o I-Self limitado costuma ser tão avassaladora que o desejo de melhorá-lo ofusca o desejo de se livrar dele.

Ser honesta quanto ao desejo

O sadhana de Sundari exige auto-honestidade absoluta. Podemos parar de fingir que queremos uma coisa quando desejamos outra. Com auto-honestidade, é possível reconhecer livremente nossos desejos mais profundos, que podem ser tão simples quanto querer ser respeitada ou ganhar dinheiro. O reconhecimento é poderoso: se ganhar dinheiro é meu verdadeiro desejo, mas busco a libertação espiritual com base no que outra pessoa disse que *deveria* ser meu desejo, sou vítima da sombra de autoengano de Tara, bem como da sombra de confusão de Sundari.

Quando somos honestas em relação aos nossos desejos, a luz da verdade de Tara nos abre para as oportunidades de realizá-los. Quando nosso desejo não é claro, nossas ações perdem sua potência. Sem clareza, podemos continuar a buscar a autorrealização quando queremos o autoaperfeiçoamento, sem conseguir nenhum dos dois e nos afundando ainda mais no sofrimento. Porém, se pudermos deixar de lado agendas conflitantes e *achar uma utilidade para* o desejo, nossa energia pode ser reunida em uma concentração unifocalizada. Assim que aceitarmos de todo o coração nosso desejo autêntico, o conhecimento necessário para aplicar nossas habilidades ficará claro, estimulando-nos à ação correta. Esse é o segredo para manifestar nossos desejos.

Satisfazer o desejo sem criar carma

Quando agimos da maneira correta, realizamos o desejo sem criar mais carma porque não estamos perpetuando os vasanas que alimentam seus ciclos. Ao assumir total responsabilidade por nossas respostas emocionais e fisiológicas em relação aos nossos desejos, nós os realizamos sem qualquer resíduo cármico.

Isso implica entender que nossas respostas são apenas o resultado de nosso condicionamento passado que determina como nosso corpo sutil processa o mundo. Nesse modo de operação, posso desejar um relacionamento, mas absolvo a outra pessoa da responsabilidade de me fazer sentir bem. Desfruto plenamente o relacionamento, sem expectativas ou arrependimentos, permitindo-lhe seguir seu curso natural.

Por meio da vigilância e da contemplação, paramos de fazer com que nossa alegria ou dor dependa do mundo. E se pudermos satisfazer desejos materialistas sem criar carma negativo, um desejo genuíno de libertação surge de forma espontânea.

Bacti-ioga: usando o desejo como combustível para o despertar

Quando se trata de sadhana, a clareza no desejo é mais favorável ao progresso do que a dificuldade para querer outra coisa. A natureza desse caminho é que nosso desejo se torne cada vez mais aberto e espaçoso, ou sátvico em qualidade. Assim, acabaremos por descobrir que não estamos mais praticando para chegar a algum lugar: estamos saboreando o próprio caminho. O desejo pode ser usado como combustível para essa transformação, e é conhecido como bhakti.

Bhakti é a devoção, como a de uma mãe por seu filho ou de um amante pela pessoa amada, e surge de um intenso desejo de se unir com a outra pessoa. O caminho das mahavidyas é de natureza devocional, em que desejamos nos tornar um com a divindade e nos identificar com ela. O profundo simbolismo das divindades é particularmente condutivo para o cultivo de bhakti. Podemos pensar em nossa divindade favorita com frequência, aprendendo a vê-la atuar em nossa mente e no mundo. Podemos aprender a enxergar que ela é a realizadora de tudo na criação, e oferecer com amor todos os nossos desejos a ela.

Quando o desejo é transmutado em bhakti, o laço de Sundari se transforma na força vinculante do amor. Bhakti nos abre para a beleza da criação, na qual aprendemos a adorar sem desejar adquirir ou possuir seus objetos.

Percepção-consciente do Ser

À medida que nosso sadhana continua, as flechas de Sundari retornam à sua aljava e nossa atenção se volta para a *percepção-consciente* em que os sentidos surgem. Isso acontece quando começamos a nos dar conta de que nunca experimentamos um objeto sensorial. Por exemplo, quando olhamos para uma árvore, experimentamos apenas a faculdade da visão, que surge na percepção-consciente, e quando sentimos sua casca com as mãos, experimentamos apenas a faculdade do tato, que também surge na percepção-consciente. Essa é uma mudança significativa em nosso sadhana, porque os objetos externos perdem seu apelo anterior — a luz do não apego de Sundari começa a despontar.

Com o auxílio da luz de Sundari, nossas percepções sensoriais tornam-se cada vez mais refinadas. Agora olhamos para uma árvore e descobrimos que o que *de fato* vemos é a forma e a cor. Quando a tocamos, conhecemos apenas a textura. Começamos a perceber nossas emoções e estados mentais como vibrações temporárias surgindo e diminuindo na percepção-consciente. Mesmo que nossos pensamentos, emoções e percepções sensoriais venham em vários sabores, a percepção-consciente em que eles surgem permanece intocada e inalterada.

Chegamos a ver que, embora Sundari se infunda em tudo o que cria, permanece ao mesmo tempo intocada e inalterada, sentando-se sobre Sadashiva, o poder revelador do Divino. À medida que sua luz se derrama, percebemos que essa percepção-consciente imutável é quem realmente somos, na qual até mesmo o I-Self surge e desaparece.

O paradoxo do sadhana é que tanto o desejo apaixonado quanto o não apego são necessários para o progresso. Sem um desejo apaixonado de liberação, não seríamos motivados a investigar nossa verdadeira natureza. Ao mesmo tempo, é impossível investigar sem o desapego ou desprendimento dos objetos. O que precisamos, então, é de bhakti para a percepção-consciente e não apego a tudo que surge a partir dela. Esse paradoxo é o que faz de Sundari a figura central das mahavidyas. Ela é a força motriz do sofrimento e da libertação.

EXERCÍCIO: Passando da sombra para a luz — revelando o desejo autêntico

Para saber com clareza como devemos agir e o que devemos fazer, é preciso descobrir nossos desejos autênticos. Essa descoberta nos ajuda a entender nossos granthis e como desvendá-los.

❊ Tire de quinze a trinta minutos para você, livre de perturbações. Sente-se confortavelmente em uma cadeira, com os dois pés apoiados no chão e as mãos no colo. Feche os olhos devagar. Respire lenta e profundamente pelo nariz. Solte todo o ar. Relaxe o corpo usando a respiração para derreter a tensão em qualquer parte que esteja rígida ou tensa. Agora solte o ar.

❊ Visualize a imagem radiante de Sundari. Permita que a forma dela preencha sua visão interior. Peça a orientação dela.

❊ Concentre toda a sua atenção no que *realmente* deseja. Se houver mais de uma coisa que você deseja, pense em qual parece fazer você se sentir melhor quando a conquistar.

❊ Se, por exemplo, o que você mais deseja é um determinado emprego, sinta esse desejo e se pergunte *por que* você o quer. *O que* faz você desejá-lo? Se a resposta for reconhecimento, pergunte-se por que você quer *isso*.

Com cada camada de desejo, pergunte-se por que você quer. Quando você chegar à sua conclusão — por exemplo, que o emprego faria com que você se respeitasse mais —, pergunte-se por que você quer *isso*.

❋ Veja se há diferença entre o *sentimento* de querer o emprego e o de autorrespeito. Sente-se em silêncio por alguns momentos antes de abrir os olhos.

Ao longo do dia, observe seus gostos e desgostos e faça uma pausa para ver de onde eles vêm. Quando você não gosta de algo ou alguém, pode se pegar desejando que essa pessoa seja diferente. A *sensação* difere do desejo de autorrespeito (ou o que quer que tenha surgido no exercício acima)? O que seus gostos e desgostos dizem sobre o que você realmente deseja?

EXERCÍCIO: Investigação não dual sobre o papel de Sundari na criação — desejo

Neste exercício, investigaremos o *sentimento* de desejo na experiência direta. Tire de quinze a trinta minutos para você, livre de perturbações. Comece com o exercício para abrir o coração (Capítulo 2).

❋ Concentre-se na única coisa que você mais deseja. Pense ou visualize o objeto (coisa, pessoa ou situação) da forma mais vívida possível.

❋ Observe as sensações que surgem em seu corpo ao pensar no objeto de seu desejo. Onde estão localizadas essas sensações? Como elas são?

❋ Permita que o pensamento do objeto desapareça, mas mantenha sua atenção na sensação até que ela desapareça.

❋ Pense novamente no objeto e preste atenção na sensação à medida que ela surge. Onde está o *pensamento* do objeto quando surge a *sensação*?

❋ Quando a sensação surge, de onde vem? Quando ela diminui, para onde vai?

❋ Pense novamente no objeto e observe a sensação à medida que ela surge. A sensação vem pré-rotulada como *pertencente* ao objeto?

❋ Faça isso com cada um dos desejos que descobriu ao fazer os exercícios deste capítulo. Observe se as sensações são diferentes a cada desejo.

Nesta investigação, vemos que o pensamento de um objeto surge primeiro, seguido por uma sensação no corpo. Pode parecer um movimento, peso ou uma espécie de puxão na área do coração. No momento em que a sensação surge, o pensamento do objeto se foi. Surge uma afirmação-pensamento que liga o pensamento-desejo com a sensação. A afirmação-pensamento une tudo de modo conclusivo, com pensamentos como *esse carro faz meu coração ansiar por ele*. Na realidade, a sensação surge de forma independente. Se observarmos de perto, a *sensação* de desejo é a mesma independentemente do objeto.

Compreendendo Sundari

O processo de revelar o desejo autêntico pode levar tempo e muitas vezes acontece em etapas. Prosseguimos com toda a honestidade e boa vontade de que somos capazes em todas as fases. À medida que a luz de Sundari começa a nascer, ela revela nossas sombras e pontos cegos. Quando trabalhamos essas questões, nossos granthis são progressivamente desfeitos até que nossos desejos de autoaperfeiçoamento desapareçam, dando lugar ao desejo de autorrealização.

O caminho que vai da obsessão e confusão até a liberdade do não apego nos leva da atenção ao objeto de desejo à natureza do próprio desejo, e vemos que Sundari reside em nosso interior, desejando, conhecendo e agindo como nós. Sua luz de desapego nos liberta das amarras do desejo e catalisa sua conversão em amor incondicional.

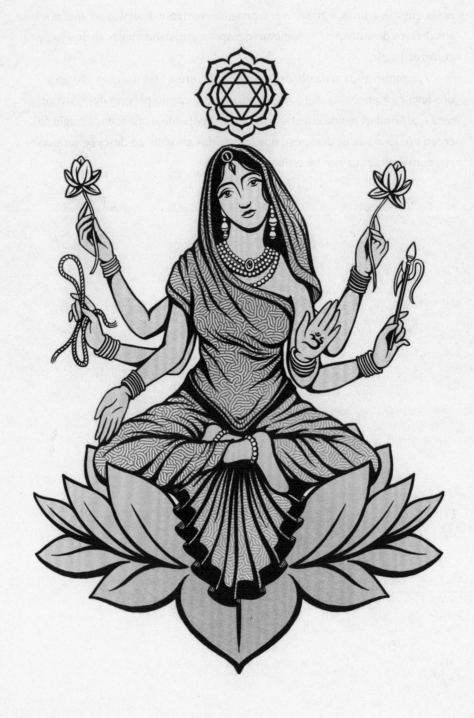

CAPÍTULO 6

BHUVANESHWARI

A sombra de restrição de Bhuvaneshwari surge das limitações do conhecimento. O antídoto para isso é sua luz de entrega, um dos niyamas do *Ioga Sutras* — ela nos permite sair das garras restritivas do conhecimento para nossa verdadeira natureza ilimitada.

Bhuvaneshwari encara com olhos magnéticos e compassivos que percebem o espaço no qual a criação acontece. Assim como uma tela que serve de pano de fundo para a projeção de um filme, Bhuvaneshwari fornece o espaço no qual ocorre a dança do tempo de Kali.

O simbolismo de Bhuvaneshwari

O nome de Bhuvaneshwari significa "Rainha do Universo". Ao incorporar o espaço em que surge a criação, ela o domina.

Pele: radiante como o sol nascente, sua pele tem um brilho exuberante que transmite o frescor da criação.

Traje: a seda vermelha macia e delicada usada por Bhuvaneshwari evoca sua presença doce e gentil.

Trono: a flor de lótus vermelha sobre a qual ela está sentada simboliza o poder vinculativo do conhecimento.

Ferramentas: em duas de suas seis mãos, ela carrega flores de lótus que simbolizam o conhecimento e o fim do conhecimento. Sua armadilha captura a criação com gravidade e coesão, enquanto seu aguilhão impulsiona a expansão em todas as direções com velocidade, massa, força e ímpeto. Suas duas mãos inferiores formam mudras que acalmam o medo e concedem bênçãos.

Expressão: por mais adorável que sua forma seja, são os olhos que cativam nosso interesse. Eles emanam amor e compaixão, transmitindo uma sensação de vastidão expansiva.

Sua presença: universos surgem em todos os lugares onde seu olhar repousa, dando origem a estrelas, planetas, sistemas solares e galáxias. Os universos são criados pelo seu olhar. No fim de seu ciclo da vida, a criação se dissolve nos olhos de Bhuvaneshwari. As formas surgem e se dissolvem sob seu comando tácito no ritmo da dança de Kali.

> **EXERCÍCIO: Contemplando Bhuvaneshwari**
>
> Sinta o olhar compassivo de Bhuvaneshwari, pois enquanto ela observa, cria o espaço no qual sua vida se desenrola. Observe os objetos ao seu redor. Consegue sentir o espaço em que eles são mantidos? Consegue sentir o espaço em que você está presa?

O papel de Bhuvaneshwari na criação

O potencial ilimitado de Shiva-Shakti é conhecido como prakasha, ou a grande luz. Impulsionado pela vontade de Sundari, prakasha torna-se limitado como a vastidão do espaço em que todos os fenômenos ocorrem. Este espaço é conhecido como akasha. O olhar magnético de Bhuvaneshwari possibilita o espaço sutil de akasha no qual a criação surge e entra em declínio, enquanto seu laço limita a criação a esse espaço.

O conhecimento limita a criação

Na infância, somos abertos e confiamos em todos. Não possuímos nada porque não sabemos de nada. Somos donos do mundo — temos potencial para ser qualquer coisa. Nós nos conhecemos como o ilimitado Ser de Tara. Conforme crescemos, o Ser se torna limitado para um "sou fulano de tal", de acordo com os rótulos que nos damos. Nossos desejos nos canalizam para ações específicas por meio do conhecimento. Por exemplo, se desejamos atuar em determinada carreira, começamos a pesquisar sobre ela e a adquirir o conhecimento necessário para manifestá-la. Uma vez que decidimos perseguir um desejo de uma maneira específica, perdemos o acesso a todas as *outras* formas de realizá-lo. O resultado de nossa ação torna-se restrito pela limitação de conhecimento. O conhecimento, portanto, limita nosso entendimento, tornando todas as outras possibilidades invisíveis.

No nível macrocósmico, Bhuvaneshwari limita o Divino no espaço por meio de sua função de conhecimento divino. A vontade de Sundari é canalizada para o espaço limitado no qual toda a criação pode ser realizada.

O conhecimento limita a criação como espaço, tornando todas as outras possibilidades inacessíveis — nenhum objeto na criação pode existir fora desse espaço. Ele é a única possibilidade de manifestação dos objetos.

O conhecimento limita o Ser

O conhecimento limita nossa verdadeira natureza, o Ser, canalizando nossos desejos de maneiras específicas e limitadas. Por exemplo, quando digo que sei o que é uma maçã, limito meu entendimento do objeto chegando à mesma conclusão toda vez que o vejo. Essa conclusão limita minha capacidade de vê-lo por outra perspectiva — sou incapaz de perceber sua natureza vazia e radiante que carece daquela "qualidade de ser maçã". Da mesma forma, o nosso conhecimento sobre quem achamos que somos nos impede de enxergar nossa verdadeira natureza — o conhecimento, portanto, nos limita no espaço e no tempo.

O conhecimento que nos limita

É importante analisar de que tipo de "conhecimento" estamos falando. Quando falamos que "sabemos" de algo, queremos dizer que entendemos o que é aquilo, que podemos rotular ou categorizar, ou que sabemos de sua existência. Ao conhecer um objeto, nos separamos dele. Pode ser que eu "conheça" uma flor pela aparência ou cheiro — o mais importante é que eu sei que não sou a flor. Podemos chamar isso de conhecimento *laico,* que se refere a mim, o sujeito, que conhece a flor, um objeto.

Objetos de conhecimento laico incluem a literatura, arte, música, objetos dos sentidos, memórias do passado, esperanças para o futuro, relacionamentos e todas as nossas experiências — cada uma delas é conhecida pelo sujeito, o eu. Começamos a acumular conhecimento laico na infância. Como crianças pequenas e não verbais, podemos apenas nos maravilhar com a cor, a textura e o cheiro dos objetos, mas não temos o conceito de "flor" ou "copo". Também não entendemos que o objeto não somos nós, o eu. Nossos bem-intencionados cuidadores apontam para o objeto colorido, chamando-o de "flor", e apontam para nós, chamando-nos pelo nosso nome. Quando nos tornamos um eu único com nome, gênero e outras características particulares, a flor se torna "não eu".

O que achamos que somos, o I-Self, também é feito de conhecimento laico — uma coleção de rótulos que se referem a eventos passados, características corporais, comportamento e gostos e desgostos. Tais rótulos são tão resistentes que parecem referir-se ao sujeito ou ao eu, quando na verdade são objetos sutis.

EXERCÍCIO: Examine seu conhecimento

Existem alguns fatos a seu respeito que você "sabe" que são verdade? Como você adquiriu esse conhecimento — ele foi ensinado, você observou ou decidiu, ou é algo com que todos ao seu redor concordam? Examine esse conhecimento — consegue enxergar o quanto ele é limitante?

A presença de Bhuvaneshwari em nossos corpos

Os desejos residem como vasanas no corpo causal, que se traduzem em conhecimento nos granthis do corpo sutil e se manifestam como ação no corpo denso. O conhecimento se apresenta como a coleção de rótulos que compõem quem pensamos que somos. Por exemplo, se minha infância foi caracterizada pelos esforços para ser notada, eu me conheço como uma sobrevivente. Assim, posso ter atitudes agressivas que validam o fato de eu me considerar uma sobrevivente. Conhecimento e ação, portanto, impulsionam um ao outro em ciclos intermináveis.

Superando os rótulos do I-Self

Nosso sadhana progride suavemente quando os granthis são dissolvidos em ordem, começando no Brahma granthi no umbigo, prosseguindo para o Vishnu granthi no coração e indo até o Rudra granthi no terceiro olho. Esse processo é facilitado pelo movimento ascendente da kundalini, no qual as obstruções na forma de conhecimento limitado nos granthis são resolvidas e apagadas. Os rótulos que mantêm o I-Self no lugar se dissolvem e o conhecimento laico dá lugar ao Autoconhecimento.

Autoconhecimento ilimitado

Na coroa, Shakti, como kundalini, une-se com Shiva, e passamos a ver quem somos a partir de uma percepção-consciente ilimitada. Isso é denominado "autoconhecimento", ou seja, o conhecimento daquele que sabe — o sujeito, ou o Self. O S maiúsculo se refere à natureza do Self, que não tem fronteiras nem atributos.

No autoconhecimento, o conhecimento enquanto função se altera da mente limitada para observar a percepção-consciente. Nós nos damos conta de que a percepção-consciente sempre foi o sujeito, o conhecedor dos objetos do mundo, corpo, estados mentais, humores e rótulos, bem como do conhecimento laico. Vemos que todos os rótulos limitados com os quais nos definimos não indicam quem realmente somos, que é a percepção-consciente ilimitada, a qual não nasce nem morre.

Bhuvaneshwari detém ambos os tipos de conhecimento em seus dois lótus — um nos prende ao sofrimento e o outro nos liberta dele.

A sombra de Bhuvaneshwari: restrição

Identificar-se com o corpo-mente reduz a natureza vasta e infinita de quem somos a uma pequena partícula limitada pelo tempo, espaço, medo e sofrimento. Qualquer rótulo que nos damos serve para limitar nossa verdadeira natureza e surge da sombra de restrição de Bhuvaneshwari.

A restrição é a sensação de falta que é inerente ao I-Self. Por intuição, sabemos que não estamos limitadas ao corpo-mente, mas nosso conhecimento laico obscurece nossa não limitação. Sem saber como desfazer o efeito repressor do conhecimento laico, tentamos dissolver a restrição nos esforçando para adquirir mais — mais posses materiais, mais amor, mais sucesso, mais fama ou mais autovalorização.

Ainda que a sensação desconfortável de restrição seja mais óbvia quando nos sentimos ansiosas, com medo ou nitidamente infelizes, ela pode surgir até mesmo quando tudo está indo bem em nossa vida, como um vago desconforto em relação às circunstâncias que mudaram, ao envelhecimento ou à inevitável morte. A sombra da restrição pode assumir formas físicas e palpáveis quando o que pensamos saber sobre nós mesmas nos leva a fazer escolhas que nos limitam ainda mais.

As muitas formas de restrição

Conheço uma professora chamada Barbara que passou por um divórcio complicado, e a dor a levou a acreditar que não era digna de felicidade. Embora fosse muito respeitada como líder na comunidade, ela sofria os efeitos da restrição por se ver como "alguém que não merecia conforto". Ela optou por morar em um apartamento minúsculo onde não podia hospedar os filhos adultos e suas respectivas famílias nos feriados.

Após anos de sofrimento autoimposto, ela começou a se sentir sufocada com a restrição de não se abrir para a alegria de sua família. Quando enfim se perguntou qual seria a causa desse sufoco, percebeu que era fruto da culpa de fazer os filhos lidarem com o divórcio. Barbara havia se rotulado como uma péssima mãe — e agiu de modo a reforçar esse conhecimento, o que a impediu de ser feliz. Sua escolha de viver em um espaço restrito surgiu de uma visão restrita de si mesma.

Nessa jornada interior, a mera tomada de consciência de nossas sombras é o início do caminho para a luz da transformação, que muitas vezes resulta em mudanças radicais em nossa vida e relacionamentos. Assim que Bárbara percebeu que seus rótulos autoimpostos nunca tinham sido verdadeiros, começou a dissolver sua restrição, e as circunstâncias externas mudaram com rapidez. Ela passou a morar em uma casa espaçosa e confortável e agora pode hospedar a família. Admitiu que a liberdade que vivencia não foi resultado do fato de se mudar para uma casa maior, mas de se liberar de seu rótulo de restrição. Ao abrir espaço dentro de si, conseguiu manifestar em sua casa e vida.

Confundindo nossos papéis com nossa identidade

Assumir nossos papéis como nossa identidade é a receita para o sofrimento. A partir de cada papel que exercemos, compartimentamos quem somos, tentando encaixar nossas identidades naquilo que conhecemos desses papéis. Se me considero uma mãe, minha felicidade vai depender do que conheço como "boa" maternidade, a partir do que aprendi com a minha família, a sociedade em que estou inserida e a minha cultura — e que pode não se encaixar com a forma como o papel é definido em *outras* famílias, sociedades e culturas.

Além disso, quando assumo o papel de mãe, transfiro o peso da minha felicidade para os meus filhos. Quando eles são bem-sucedidos, sinto-me validada, e se não são, coloco a culpa em mim. Eles se sentem culpados quando estão infelizes porque veem que isso me deixa infeliz. Meu papel de mãe restringe não apenas a mim, mas também meus filhos, porque eles não têm nem a liberdade de serem infelizes! Eu crio carma quando os envolvo em meus afetos e aversões, que se tornam vasanas profundamente enraizados para todos nós.

EXERCÍCIO: Livre-se de definições

Escolha um rótulo ou papel que você "conhece" como sendo seu. Então, imagine como seria se isso não limitasse sua experiência de quem você é. Quem você seria se não fosse o seu papel? Tente tocar a sensação de liberdade que está além do conhecimento limitado.

O *conhecimento restringe o despertar espiritual*

A restrição do conhecimento também afeta nosso progresso no caminho espiritual. Passar a identificar-se como uma pessoa "espiritualizada" é tão restritivo quanto nos considerarmos de um determinado gênero, raça, nacionalidade, estilo ou função. É importante ressaltar que o conhecimento que adquirimos no caminho espiritual pode permanecer laico, e nele é possível saber tudo *sobre* o Self.

O poder restritivo do conhecimento espiritual é chamado de "shastra vasana", traduzido como "o poder vinculativo das escrituras". É como saber tudo sobre um morango sem nunca morder um e se deliciar com sua doçura. Nosso conhecimento sobre o Self como um objeto nos impede de perceber quem de fato somos. Em vez disso, o sentimento de falta do I-Self nos leva a adquirir mais objetos — nesse caso, no lugar de bens materiais, perseguimos o conhecimento espiritual. Isso é conhecido como "materialismo espiritual", que é sobretudo a sombra de Bagalamukhi, a oitava mahavidya.[21]

Perseguir o conhecimento espiritual pode nos fazer perder o contato com nossa experiência imediata e sempre presente de estarmos ancorados no Self — nossa verdadeira natureza. O antídoto para a sombra de restrição de Bhuvaneshwari é nos abrirmos para sua luz, em que *renunciamos* ao conhecimento laico em favor do autoconhecimento.

A luz de Bhuvaneshwari: entrega

Nos *Ioga Sutras*, somos incentivados a cultivar o niyama da entrega para facilitar nosso progresso no caminho espiritual, o que requer *fé*. Embora a fé seja uma confiança absoluta no Divino, ela pode se manifestar como a sombra de restrição de Bhuvaneshwari.

Usando a fé para sustentar nossos papéis

Quando confundimos nossos papéis com quem somos, nossa fé se torna uma crença enraizada no medo e na esperança. Acreditamos que, se tivermos fé, o Divino sustentará nosso papel e nos salvará do sofrimento, da doença e da dor. Podemos sentir que só porque nossa fé é forte, teremos preferência no atendimento de nossas preces. Esse tipo de fé pode ser útil no começo, para ganhar confiança em um ensinamento. No entanto, eventualmente pode levar à ilusão e decepção quando parecer que o Divino não está cumprindo sua parte no trato — não conseguimos o que queremos, o nosso sofrimento não tem fim, aqueles que não creem prosperam e somos afligidas pela doença e pela dor.

Quando a fé é baseada em crenças, torna-se objeto de conhecimento laico. Quando dizemos que *acreditamos* em algo, existe pelo menos uma remota possibilidade de que isso não seja verdade. Em compensação, quando *sabemos* que algo é verdadeiro por experiência direta, não há necessidade de acreditar. A fé, portanto, torna-se entrega quando a crença dá lugar à experiência direta.

Confiar para se entregar

No caminho das mahavidyas, aprendemos que Shiva-Shakti, como o único Divino, não tem preferências, já que toda a criação é sua filha. Entendemos que o propósito da aparente separação de Shakti e Shiva é explorar de forma lúdica as infinitas possibilidades de sua própria natureza. Quando esse entendimento se infiltra, começamos a confiar que tudo está bem, mesmo quando as coisas não parecem fluir como gostaríamos. Essa confiança se abre para a luz da entrega de Bhuvaneshwari.

O que devemos entregar? Em uma palavra, *tudo*. Em bacti-ioga, que é um caminho de devoção ardente, cultivamos a atitude de que tudo pertence a Deus — e isso inclui nossas ações, escolhas, pensamentos e emoções. Nada é nosso, incluindo nossas esperanças ou medos. Abrimos mão de tudo no altar de nosso amado, incluindo nossos maiores receios, nossos pensamentos mais vergonhosos e nossos piores hábitos. Nunca perguntamos "Por que eu?", pois confiamos em Shakti. Aceitamos tudo o que vem em nosso caminho como uma bênção da graça divina e até acolhemos o sofrimento, a doença e a morte como dádivas que eliminam tudo o que não nos serve. Ter esse tipo de fé é não se preocupar, e a "minha" vontade se rende à vontade divina.

A entrega é um desafio e vai contra a nossa natureza, porque a capacidade de escolher e controlar nossa vida é uma das características mais tenazes do I-Self. A entrega é ainda mais difícil porque é da nossa natureza valorizar mais o prazer do que a dor; temos a tendência de abrir mão do que não gostamos e manter o que gostamos.

É por isso que um pré-requisito importante para a entrega é a *serenidade*, na qual lidamos com a dor e o prazer com calma. A luz do não apego de Sundari permite a luz da entrega de Bhuvaneshwari, facilitando a compreensão de que não somos os papéis que desempenhamos. Para explorar isso por completo, precisamos ir além das nossas funções e olhar para a trama por uma perspectiva diferente. No zen, isso é chamado de "o passo para trás".

O *passo para trás* para a serenidade

Quando permanecemos fincados na percepção-consciente, nos libertamos do poder dos pensamentos de causar prazer ou dor, aversão ou apego. Para entender melhor, imagine uma estação de trem. Os trens chegam, param, ficam na plataforma até que os passageiros embarquem e desembarquem, e então partem de novo. A percepção-consciente é a estação, e os pensamentos são como trens — eles surgem, ficam um pouco e vão embora. Nenhum trem permanece parado para sempre na mesma estação, assim como os pensamentos surgem e desaparecem com frequência na percepção-consciente.

Nessa analogia, entrar em um trem é como acreditar em um pensamento: ele pode levar você a um paraíso cheio de sentimentos bons, como felicidade e satisfação, ou pode levá-la a um inferno repleto de sentimentos ruins, como raiva, ansiedade e ressentimento. Temos o hábito de viajar em alguns desses trens, então eles param na estação com mais frequência e nós seguimos nessas rotas mais vezes. Mas se permanecermos na estação e nunca embarcarmos, as linhas de trem acabarão sendo descontinuadas.

Permanecer na plataforma é dar um passo para trás, uma técnica poderosa para cultivar a serenidade — podemos permanecer paradas e observar o impulso que temos de pular nos trens de pensamento. Podemos aprender a observar os pensamentos sem julgamento à medida que eles surgem e desaparecem. É possível ver que todos os pensamentos, emoções e eventos surgem, duram algum tempo e desaparecem. Nada é permanente. Também vemos que os pensamentos são inofensivos e não podem nos levar para o céu ou para o inferno, a menos que acreditemos neles.

Quando cultivamos a serenidade por meio do hábito da não reação, a entrega se torna um modo de vida. Percebemos que é a nossa resistência às coisas *como elas são* que causa o nosso sofrimento. Se estou doente, mas acredito que não deveria estar, estou em desacordo com *o que é*, a vontade divina. Quando questiono a vontade divina, mostro minha arrogância de saber mais do que o Divino. Por outro lado, quando questiono meus pensamentos, percebo que o único problema aqui é minha crença de que não deveria estar doente.

Nessa percepção, tudo está bem como está. Ao questionar meus pensamentos, dou um passo para trás e entrego minha vontade à vontade divina. Entrego meu conhecimento do que deveria ser e me abro à luz de Bhuvaneshwari — o espaço do que é.

Jnana-ioga: entregando o conhecimento

Jnana-ioga é a ioga do conhecimento, e nela o conhecimento laico cede espaço ao autoconhecimento. Quando damos o passo para trás, rótulos restritos que usamos para nos definir, como "eu sou um homem" ou "não sou digno", dão lugar ao que vem *antes* do surgimento de pensamentos, sensações e emoções. Qualquer rótulo que surja é visto apenas como um trem parando na estação e, à medida que continuamos sem julgar e apenas observamos o rótulo, ele se dissolve na percepção-consciente. Então nos familiarizamos com a percepção-consciente, a base de nosso ser. Ao perceber que todos os fenômenos são objetos que surgem e desaparecem temporariamente na percepção-consciente, aprendemos a discernir a diferença entre eles, a percepção-consciente e o sujeito.

Com discernimento, nossa atenção começa a se deslocar dos objetos para o sujeito — o que esses olhos veem, essas orelhas ouvem? Consigo encontrar aquele que vê, ouve, prova, sente? Vemos que toda vez que procuramos o sujeito, não conseguimos encontrá-lo. Tudo o que encontramos na exploração ainda é um objeto. Percebemos então que não podemos encontrar o Self — só podemos *ser* o Self. Para nossa surpresa, nós nos damos conta de que sempre fomos o Self, só tínhamos confundido o corpo-mente com ele.

Quando aprendemos a permanecer como o Self, nos abrimos para um vasto espaço interior que é resultado de desaprender e descartar o conhecimento laico. A forma mais elevada de entrega é permanecer leal ao Self. Não nos apegamos a nenhum fragmento de conhecimento, por mais sagrado que seja — o mais sofisticado dos trens ainda é apenas um trem. Descobrimos que nossas crenças mais queridas surgem e desaparecem na vasta amplitude da percepção-consciente. Nessa auto-obediência, a sombra de restrição de Bhuvaneshwari é transmutada em sua luz de entrega.

EXERCÍCIO: Passando da sombra para a luz — abrindo espaço

O propósito deste exercício é descobrir o vasto espaço interior, ou akasha, no qual surgem todos os objetos da experiência. Para tanto, usaremos a palavra poornam, que significa "sem falta" ou "cheio de plenitude".

❊ Tire de quinze a trinta minutos para você, livre de perturbações. Sente-se confortavelmente em uma cadeira, com os dois pés no chão e as mãos apoiadas no colo. Feche os olhos devagar. Relaxe o corpo, usando a respiração para dissolver a tensão em qualquer parte que esteja rígida ou tensa. Agora solte o ar.

❊ Visualize a forma radiante de Bhuvaneshwari. Peça a orientação dela.

❊ Preste atenção na respiração e observe como seu peito e barriga se movem. Se surgirem pensamentos, volte gentilmente a atenção para a respiração.

❊ Observe o vasto espaço no qual a respiração surge e diminui. Há limites para esse espaço? Você consegue dizer se há um interior ou um exterior para ele?

❊ Murmure a palavra "poornam". Permita que ela preencha o espaço interno e diminua. Quando as últimas vibrações da palavra cessarem, observe o espaço de silêncio interior.

❊ Repita a palavra e agora volte sua atenção para o espaço em que o som surge.

❊ Observe a sensação de *espaço* em comparação com o *som* que surge nele. O espaço parece restritivo ou libertador?

❋ Agora pense em um rótulo ou função que parece definir você. Permita que a imagem ou o pensamento surja por completo. Isso parece restritivo ou libertador?

❋ Desloque sua atenção da imagem ou pensamento para o espaço em que surge. Como ele se compara à imagem? Parece restritivo ou libertador?

❋ Alterne entre a imagem e o espaço, concentrando-se no sentimento que cada um evoca. Observe a sensação de restrição que a imagem traz e a expansividade que é a sensação de espaço.

❋ Observe que a imagem vem e vai, mas o espaço em que a imagem surge está sempre presente. Você não é a imagem que vem e vai, pois você permanece aqui mesmo quando a imagem se vai! Quem é você, então? Observe que a resposta à pergunta também surge e desaparece no espaço.

Ao longo do dia, veja se consegue prestar atenção ao espaço em que surgem pensamentos, emoções, opiniões, lembranças, esperanças e medos. Observe todas as experiências com curiosidade, notando qualquer tendência de se envolver com elas, mas sem ceder à tentação.

A investigação contínua possibilitará que você observe a experiência sem se envolver com ela, preparando-a para a investigação não dual do espaço.

❋

EXERCÍCIO: Investigação não dual sobre o papel de Bhuvaneshwari na criação — espaço

Neste exercício, examinaremos a relação entre a percepção--consciente espacial e os objetos que surgem nela. Escolha um objeto cotidiano para contemplação, como um livro ou um prato. Tire de quinze a trinta minutos para você, livre de perturbações. Comece com o exercício para abrir o coração (Capítulo 2).

❋ Olhe para o objeto que você escolheu, o prato por exemplo. Permita que suas mãos descansem confortavelmente em seu colo e use apenas o sentido da visão por enquanto.

❋ Quando o olha de perto, o que vê de fato? Sem o rótulo de "prato", o que você vê é forma e cor. O limite entre o prato e outros objetos ao seu redor (como a mesa em que ele está) é feito de uma mudança de cor. Observe que qualquer sensação de terceira dimensão é apenas uma gradação de cores.

❋ Você vivencia diretamente um prato, para além da cor dele?

❋ Existe uma cor separada da visão? Em outras palavras, você vivencia a cor sem vê-la? Isso pode ser feito com qualquer outro sentido, como audição ou paladar? Como não é possível confirmar a cor sem vê-la, percebemos que a visão não pode ser separada da cor.

❋ A visão pode ocorrer sem percepção-consciente? A visão pode ser objetiva, onde você pode "olhar para dentro" para observar a visão? Se isso for possível, você ainda estaria ciente disso?

Nessa investigação, vemos que, na experiência direta, o prato nada mais é do que cor, e a cor não está separada da visão. A única maneira de verificar a cor é vê-la. Além disso, a visão não está separada da percepção-consciente. Quando vemos um objeto, o *percebemos* através da visão.

Repita esta investigação com outros objetos para testar se a cor está separada da visão e se a visão está separada da percepção-consciente. Em seguida, repita a indagação para os outros sentidos. Repita o exercício não dual do Capítulo 4 usando o alarme — existe som sem audição? Existe audição sem percepção-consciente? Use uma substância aromática para sentir o cheiro, como grãos de café ou extrato de baunilha: existe aroma sem cheiro? É possível sentir o cheiro sem a percepção-consciente? Repita a indagação com o paladar e o tato.

Faça a mesma indagação usando suas funções e rótulos como objetos. Eles estão separados da percepção-consciente em que surgem?

A luz da entrega de Bhuvaneshwari facilita a investigação não dual através da qual vemos a *percepção-consciente* como nossa verdadeira natureza. A clareza dessa compreensão nos liberta das amarras do conhecimento — vemos que os rótulos com os quais nos definimos são objetos que surgem e desaparecem em nós, o sujeito. O fim do conhecimento marca o início da libertação do sofrimento.

Compreendendo Bhuvaneshwari

Quando aprendemos a permanecer como percepção-consciente, ou Self, começamos a relaxar e permitir que a cura ocorra de modo profundo. Nessa auto-obediência, começamos a nos libertar da escravidão de nossos vasanas, já que não embarcamos mais em cada trem de desejo. O conhecimento restritivo no corpo sutil e os vasanas movidos pelo desejo no corpo causal começam a perder seu controle, facilitando a transformação radical do corpo-mente comum em um instrumento para a vontade e ação divina, resultando em uma sensação de amplitude.

Tal amplitude surge na área do peito, no espaço do coração, estendendo-se por todo o nosso ser e se expandindo para o mundo. No espaço do coração,

Kali permanece parada, Tara se revela como a vibração primordial do Self e Sundari se revela como o desejo de libertação. Os eventos da vida cotidiana acontecem em um ritmo sem esforço, enquanto as ansiedades e medos se dissipam. O que podemos temer quando temos confiança absoluta nas intenções do Divino? Anteriormente, éramos identificadas como personagem do filme que passava na tela de Bhuvaneshwari. Agora aprendemos a nos desvencilhar do personagem e prestar atenção na tela.

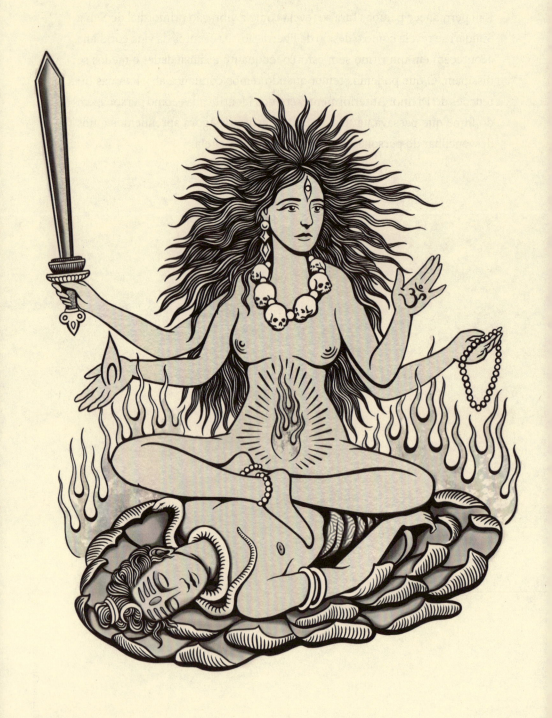

CAPÍTULO 7

TRIPURA BHAIRAVI

Tripura Bhairavi é o poder da ação divina. Seu aspecto sombrio de inércia é destruído pela luz de perseverança, um dos niyamas do *Ioga Sutras*. O calor do sadhana esclarece nossa percepção, e nos abrimos para nossa verdadeira natureza ilimitada.

Catalisada por seu sopro de fogo, a criação brota do escuro vazio. O calor de sua expiração se transforma no calor e na luz do sol, impulsionando as formas de vida a desabrocharem e evoluírem. Uma única expiração suporta eras de evolução, expansão e crescimento. Faíscas de sua respiração habitam cada forma, levando a vidas de alegria e tristeza, descobertas e invenções, tecnologia e viagens espaciais, guerra e paz.

O simbolismo de Tripura Bhairavi

A tradução de seu nome é "a deusa feroz que permeia todas as tríades de manifestação". A ferocidade dela simboliza a capacidade de transformar vontade e conhecimento em ação.

Pele: como o poder da ação divina, ela está em chamas. Sua forma irrompe em chamas ardentes que tremulam na escuridão da noite.

Traje: sob o fogo violento, veste uma guirlanda de cabeças humanas e nada além. Seu rosto radiante e seios nus estão manchados de sangue, os restos da criação no final de cada ciclo.

Ferramentas: um braço empunha uma espada que oblitera a forma. Em uma das mãos, segura um cordão de contas, chamado mala, que usa para marcar o início de cada novo ciclo de criação. As outras duas mãos formam gestos que acalmam o medo e oferecem proteção.

Expressão: os três olhos de Tripura Bhairavi brilham com intensidade e os lábios formam um sorriso suave enquanto seus cabelos balançam, selvagens, misturando-se à escuridão da noite.

Ações: se você esperar o suficiente, verá que ela move uma conta no cordão assim que sua expiração chega ao fim. No final de cada exalação, sua espada desce, reduzindo a forma a meros restos. Então, enquanto inspira, ela atrai as estrelas, planetas e buracos negros de volta para si. A criação aparece e desaparece, expandindo e desmoronando com sua respiração — tudo em perfeita harmonia com a contagem de seu cordão.

Bhairavi e Shiva: Tripura Bhairavi (também referida como "Bhairavi") agacha-se sobre uma figura cadavérica de Shiva, que jaz imóvel sobre uma flor de lótus vermelha. A cor vermelha simboliza o esforço necessário para a criação manter seu senso de separação da percepção-consciente, sua verdadeira natureza.

Sua presença: o calor que emana dela transmite o esforço da fala e da linguagem para rotular a experiência.

EXERCÍCIO: Contemplando Bhairavi

Absorva a forma de Bhairavi, permitindo que ela dance em sua mente. Consegue sentir a respiração dela em você como o calor do seu corpo e o calor que catalisa as inúmeras reações químicas que compõem todos os processos do seu corpo?

O papel de Bhairavi na criação

Como as mahavidyas anteriores nos mostraram, o AUM primordial que resulta da separação de Shakti de Shiva, como sua autoconsciência, está saturado com vontade, conhecimento e ação divina. Sundari representa a vontade divina e Bhuvaneshwari é o conhecimento divino. Para completar o processo de limitar o Divino, a vontade e o conhecimento são catalisados em ação por Bhairavi. Esse processo usa o calor dela para transformar a vontade invisível e o conhecimento efêmero em formas visíveis e concretas. O calor de esforço concentrado que leva à manifestação é conhecido como *tapas*.

O *calor que impulsiona a vida*

O esforço concentrado, ou tapas, é o calor do qual a vida depende. O calor do sol é a força motriz para todas as atividades dos que vivem na Terra. A extensão do prana, ou força vital, em nossos corpos é determinada pelo calor de nossos tecidos, que esfriam rapidamente na morte. Todas as reações químicas no corpo são catalisadas pelo calor. A transformação de uma substância em outra requer calor. Os efeitos transformadores da evolução e do envelhecimento requerem calor.

Na escala cósmica, Bhairavi representa o calor dos tapas do Divino que se expressa como todas as tríades de manifestação que exploramos no Capítulo 5. Ela assimila o desejo e o conhecimento em seu corpo ígneo e origina toda a criação — que surge de sua respiração e é infundida com sua essência, calor.

Manifestando identidade

No último capítulo, vimos como o desejo se transforma em conhecimento, e o conhecimento limita nossa natureza infinita nas maneiras pelas quais passamos a nos definir. A limitação é ainda mais consolidada quando essas qualidades são convertidas em ação. Por exemplo, se você tem um desejo latente de ser advogada, esse desejo vai contribuir para que você se identifique como aspirante a advogada. Quando entrar na faculdade de direito, sua identidade será fortalecida pelo conhecimento que vai adquirir através das aulas e trabalhos. A maior contribuição para a sua identidade será a concretização do desejo e do conhecimento em ação: você finalmente se *sentirá* uma advogada quando estiver exercendo a profissão. Desejo e conhecimento existiam apenas como formas de pensamento até se manifestarem através do calor de seu esforço concentrado, ou tapas.

A presença de Bhairavi em nossos corpos

Bhairavi é o calor da consciência que determina a aspiração, a energia e a inteligência de cada ser. Como tapas, ela dirige todas as ações externas, pensamentos internos e o curso de nossa vida, catalisando os vasanas em nosso corpo causal e o conhecimento em nosso corpo sutil em ações em nosso corpo denso. A ação é a manifestação externa da vontade e do conhecimento, mas mesmo o movimento da vontade para o conhecimento requer o calor dos tapas. Podemos desejar algo, mas se nunca dermos um passo para aprender *como* consegui-lo, o desejo não pode se realizar.

Quando um desejo é realizado, a espada de Bhairavi desce para destruir mais carma e nos dar a oportunidade de acordar. É a sensação momentânea de calma que sentimos depois de conseguirmos o que queremos. Isso acontece porque o I-Self é alimentado pelo desejo e, quando um desejo é realizado, ele morre temporariamente para revelar nossa verdadeira natureza. Então, quando um novo desejo recomeça, o próximo ciclo vontade-conhecimento-ação surge, e uma conta no cordão de Bhairavi se move para iniciá-lo.

No sadhana, Bhairavi representa o calor que resulta de nosso desejo de despertar e o conhecimento do que devemos fazer para realizar nosso anseio. Quando a vontade e o conhecimento são convertidos em tapas por nosso sadhana, eles induzem a ascensão de kundalini no sushumna.

Calor da separação

Tapas é necessário não apenas para o despertar, mas também para manter a separação, que é a raiz do sofrimento. Restritos ao I-Self, nos sentimos separados dos outros. Como os outros têm o poder de nos ferir, nos diminuir ou nos completar, a separação leva ao medo, à suspeita e à ansiedade. Precisamos reforçar continuamente nossas identidades como um I-Self separado, o que exige esforço. Nossa vontade e conhecimento são direcionados para a manifestação dessa separação.

No corpo sutil, o esforço para manter a separação ocorre quando direcionamos nossa energia vital para ida e pingala — os canais à esquerda e à direita do corpo que mantêm a dualidade (ver Figura 1 no Capítulo 3). Os gostos e desgostos de nosso corpo causal forçam nossa vontade e conhecimento para esses dois canais. Se você gosta de comédias românticas, a vontade de assistir a elas leva ao conhecimento de onde e como encontrar esse tipo de filme, que se torna a ação de assistir. Se você não gosta de certa pessoa, encontrará sempre novas maneiras de evitá-la ou tratá-la com indiferença. O calor dos tapas é necessário para que o desejo se transforme em conhecimento e para que o conhecimento se transforme em ação. Ao direcionar constantemente nossa vontade e conhecimento para ações que fortalecem nossos gostos e desgostos, tornamo-nos condicionados. É assim que criamos hábitos.

Os tapas dos hábitos

Os vasanas impulsionam nossos ciclos de vontade-conhecimento-ação, que por sua vez reforçam os vasanas existentes e criam novos. Ficamos condicionadas por meio desse processo de mão dupla, no qual nossas ações se transformam em hábitos. Quando crianças, provávamos o café que os adultos estavam bebendo e achávamos abominável. Mas, à medida que crescemos, passamos a enxergar o café como parte da vida adulta. Tentamos de novo e de novo até gostarmos. A vontade de ser como os outros levou ao conhecimento de onde encontrar o café, de como prepará-lo e consumi-lo. O ciclo vontade-conhecimento-ação se repetiu até se tornar um vasana. Agora, o vasana impulsiona os ciclos sem esforço consciente e, por décadas, saímos da cama para fazer café antes de fazer qualquer outra coisa. Beber café, uma ação neutra, torna-se assim um hábito.

Nossos granthis são feitos de ciclos habituais de vontade-conhecimento--ação que perpetuam o I-Self com seus sentimentos de falta e separação. Esses ciclos habituais direcionam nossos tapas para ida e pingala, que por sua vez sustentam a criação e a preservação do I-Self. A graça de Bhairavi redireciona nossos esforços para o Autoconhecimento, no qual nossos tapas direcionam kundalini para o sushumna em vez de ida e pingala. As dualidades representadas por ida e pingala se dissipam quando a kundalini sobe no sushumna central para dissolver os ciclos habituais que residem nos granthis.

Esforço crescente e graça decrescente

Sundari e Bhairavi são o belo e o terrível, separados e unidos pelo poder dos tapas. Eles permeiam as tríades de manifestação, conforme denotado pela palavra "tripura", e representam dois lados da mesma moeda: Sundari tem o fascínio magnético do desejo, e é por isso que é tão adorável, enquanto Bhairavi traz o calor do trabalho duro, o que explica sua aparência feroz. Enquanto Bhairavi fica na parte inferior da coluna, Sundari reside no topo. Bhairavi representa o fogo e o calor do nosso esforço, enquanto Sundari simboliza a doçura da graça divina.

Quando kundalini sobe no corpo, muitas vezes é sentida como calor. Somos purificadas por suas chamas enquanto ela queima as questões limitadoras escondidas nos granthis. Normalmente, nosso prana está muito ligado aos granthis para ativar todo o potencial de nosso cérebro. Quando tapa começa a dissolver os granthis, o prana começa a fluir livremente por todo o corpo. O fluxo desobstruído de prana para o cérebro abre novos caminhos neuro-hormonais, com a liberação de amrita, ou néctar.[22] Amrita acalma o calor de tapas e traz clareza a ele. Amrita desce ao corpo-mente, infundindo nossa vontade, conhecimento e ação com doçura. Esta é a graça de Sundari.

Por meio dos efeitos combinados do esforço ascendente e da graça descendente, abrimo-nos para nossa verdadeira natureza e permitimos que sua doçura dirija nossa vida. Essa dança é vital para despertar no sadhana das mahavidyas.

Tapas e a fala

Entre os órgãos de ação, nosso aparelho de fala e capacidade de linguagem complexa nos diferenciam de outros animais. A linguagem nos permite olhar para um conglomerado de formas e texturas e concluir se é uma árvore, uma rocha, uma mulher, uma cadeira ou uma xícara — as chamas que emanam do corpo de Bhairavi simbolizam o processo de transformar as percepções sensoriais em rótulos que definem as coisas. Através da linguagem, Bhairavi nos permite perceber formas, sons, cores, texturas e cheiros como objetos.

O poder de contar histórias intrínseco da linguagem nos permite conectar os eventos ao nosso redor a nós mesmas, como protagonistas de nossa história. Quer estejamos nos referindo a um desastre natural ou a impostos, essas histórias giram em torno do significado específico que tal coisa tem para nós. Tudo se liga a nós, mesmo quando não tem relação alguma conosco, de maneiras que reforçam nossos gostos e desgostos e determinam nossas ações. O calor de Bhairavi transforma os gostos e desgostos de nossos vasanas em um padrão coerente, conectando eventos aleatórios em uma história que fale de nós.

No sadhana, sentimos a presença de Bhairavi quando esses rótulos e histórias começam a perder o sentido. Todas as práticas anteriores estavam nos preparando para a mudança. Passamos a oferecer todos os rótulos advindos da linguagem para o fogo de Bhairavi, que transforma as matérias-primas em esplendor, brilho, clareza de percepção e Autoconhecimento. O desejo deixa de ser querer objetos e passa a ser querer verdade, e os corpos sutil e causal são purificados. Tornamo-nos veículos da vontade, conhecimento e ação divina.

> ## EXERCÍCIO: Sentindo Bhairavi
>
> Pense em um desejo que foi realizado recentemente, como terminar um projeto ou adquirir algo que você queria muito. Como você se sentiu depois? Quanto tempo durou esse sentimento até começar a inquietação de querer outra coisa? É assim que você pode ver a espada e as contas de Bhairavi em ação.

A sombra de Bhairavi: inércia

A sombra de inércia de Bhairavi é algo que a maioria de nós conhece. Podemos *querer* mudar alguma coisa e *saber* como agir, mas somos incapazes de fazer acontecer.

Quando conheci Jane, que tinha muitos problemas de saúde decorrentes da obesidade mórbida, ela expressou sua autoaversão no mesmo instante, porque nenhuma das muitas dietas que tentou ao longo das décadas havia sido bem-sucedida. Ela sabia quais mudanças de estilo de vida precisava fazer e pediu mais conselhos. Inteligente e bem-informada, ela estava ciente do que *precisava* fazer e prometeu a si mesma que, *dessa* vez, o faria. Jane não cumpriu a promessa, e durante todas as outras ocasiões em que nos encontramos nos anos seguinte, ela dava inúmeras desculpas para sua inércia. Com o passar do tempo, desenvolveu mais problemas de saúde advindos da incapacidade paralisante de transformar seu desejo e conhecimento em ação significativa.

A saúde é um excelente exemplo da inércia em ação, já que muitas doenças crônicas são quase inteiramente consequências de escolhas de estilo de vida. Mas, embora saibamos que devemos parar de fumar, fazer refeições mais saudáveis ou nos exercitar com regularidade, a inércia nos impede de agir com propósito.

Como desejo, conhecimento e ação estão tão intimamente conectados, é natural que as sombras de Sundari e Bhuvaneshwari deem origem à sombra de

Bhairavi. No caminho espiritual, podemos ficar sob a influência da sombra de desejos conflitantes de Sundari: podemos desejar a autorrealização, mas não queremos abandonar o I-Self. Quando temos desejos conflitantes, o conhecimento para agir torna-se obscuro na sombra de restrição de Bhuvaneshwari. Desejos conflitantes e conhecimento restrito direcionam nossos esforços para longe do autoconhecimento e nos mantêm presas à identidade limitada do I-Self. A sutil sombra de inércia de Bhairavi nos impede de tomar a ação definitiva de abrir mão do conhecimento laico em detrimento do Autoconhecimento.

EXERCÍCIO: Reconhecer a inércia

Pense em todas as coisas que você *quer* fazer em sua vida — começar uma rotina de exercícios, mudar sua dieta, organizar a casa, começar a meditar, fazer voluntariado para ajudar aqueles que precisam, passar mais tempo com a família e os amigos. O que a impede de transformar o desejo em ação?

O peso de tamas

Outra maneira de descrever nossa experiência de inércia é vê-la como um aspecto de tamas, um dos três gunas que compõem todas as substâncias da criação (ver Capítulo 4). Nossa mistura particular de gunas determina o cenário interno de pensamento e emoção, bem como sua manifestação externa em atividade. Enquanto rajas traz a capacidade de diferenciar entre certo e errado e sattva nos permite ver o que há de bom em tudo, tamas obscurece nossa percepção. Quando nos encontramos imersas em tamas, somos incapazes de sair da escuridão, mesmo quando estamos cientes de que devemos.

Tamas usa toda a energia que tem para abastecer o I-Self. Sob sua influência, ficamos preocupadas com as questões, desejos e objetivos do I-Self e estamos inteiramente sob a influência de nossos vasanas. Nossa percepção fica tão encoberta que somos incapazes de ver o que é bom para nós, então presumimos equivocadamente que os objetos de que gostamos são benéficos e os que não gostamos não são. Isso traz tantas obstruções que nossos granthis se tornam densos, o que nos leva a agir apenas em nosso benefício.

Buscamos incansavelmente por aquilo que gostamos e evitamos o que não gostamos, o que leva à ansiedade, inquietação, hostilidade, raiva, agressão e violência. A insegurança é a base de todas as nossas interações. Tamas resulta da sensação de separação do I-Self, que leva ao medo e à desconfiança de tudo que "não sou eu" e alimenta a sensação de falta do I-Self. É assim que ficamos presas na rotina escura da inércia.

A luz de Bhairavi: perseverança

O antídoto para a sombra de tamas de Bhairavi é sua luz de tapas, que também pode ser traduzida como "perseverança". Se quisermos criar um hábito, como meditar todas as manhãs, podemos nos esforçar para acordar mais cedo, para nos lembrar das instruções da prática ou para tentar acalmar nossa mente em vez de nos deixarmos levar pelo impulso dos pensamentos. Quando continuamos fazendo isso, dia após dia, por mais estranho que possa parecer e por mais que não gostemos de acordar cedo, a prática acaba se tornando parte de nossa vida. À medida que mantemos a prática, deixamos de nos preocupar se gostamos dela ou não.

Bhairavi ganha vida e queima através de tamas pelo poder do desejo direcionado, o que leva à capacidade de perseverar através dos obstáculos. Nos *Ioga Sutras*, a perseverança é vista como uma virtude necessária para o sucesso no caminho espiritual. Na verdade, é necessária para o sucesso em *qualquer* caminho. Cada uma de nós tem essa capacidade de tapas, que pode direcionar nosso desejo à ação para obter determinado resultado. Quer estejamos estudando para um exame final ou trabalhando até tarde para cumprir um prazo, somos movidas pelo poder de tapas. A principal diferença entre a ação vinda de surtos de inspiração, que não fornecem resultados consistentes, e os esforços contínuos que fazem grandes coisas acontecerem é a virtude da perseverança.

Carma-ioga: usando o desejo de perseverar

O sadhana de Bhairavi é o carma-ioga, que nos mostra que o segredo para transformar o desejo em tapas está em analisar os gostos e desgostos que sustentam o estado de inércia. Os gostos e desgostos que compõem nossos vasanas fazem com que nos apeguemos aos resultados de nossas ações. Podemos sentir vontade de fazer algo apenas se isso for a garantia de obtermos o resultado desejado. Nossos gostos e desgostos tornam-se o foco de nosso comportamento diário, e continuamos a criar carma.

Digamos que sua primeira interação com a mãe de seu parceiro foi desagradável e você não goste dela. Quando continua nutrindo antipatia por ela, sendo fria sempre que a encontra, seu "vasana dos sogros" se torna mais forte à medida que ela responde da mesma forma — em um ciclo de ações e reações que reforçam sua crença de que ela é responsável pela forma como você se sente. A tensão aumenta até que pareça não haver solução. É assim que basear nossas ações em gostos e desgostos nos aprisiona na sombra da inércia.

O carma-ioga nos ajuda a acabar com esse ciclo — quando você encontra sua sogra, deixa a antipatia de lado e a trata com cortesia, independentemente da forma como ela se comportar. Ao fazer isso, você assume total responsabilidade por sua própria ação e trabalha para dissolver esse vasana com o calor dos tapas de Bhairavi.

A todo momento, o que impulsiona nossa ação é o desejo de fazer o que estamos fazendo e o conhecimento para fazê-lo. Carma-ioga resulta da nossa vontade de despertar e da nossa clareza do que devemos fazer. Em vez de ceder ao que *preferíamos* fazer, o que reforça o I-Self, perguntamos: "Qual é o meu dever neste momento?". Essa pergunta é um ato de assumir a responsabilidade de transformar nossa vida. Se soubermos o que precisa ser feito para alcançar um resultado, podemos fazê-lo independentemente de nossos gostos e desgostos, focando inteiramente o que o momento presente está nos pedindo.

Viver com propósito é o primeiro dos quatro desejos universais (discutidos no Capítulo 5) e está fortemente ligado à nossa capacidade de fazer o que precisamos fazer. Quando temos um propósito, podemos alinhar a atividade com ele. Mas, como veremos no Capítulo 8, muitas de nós temos dificuldade de encontrar um propósito porque o confundimos com nossos gostos e desgostos. Por exemplo, se você acredita que seu propósito envolve ter um trabalho diferente que esteja mais de acordo com o que você gosta, é provável que tenha dificuldades para realizar seu trabalho atual.

O propósito de um carma yogi muda ao longo do dia, com o chamado de prática espiritual, trabalho ou preocupações familiares conforme e quando elas surgem. É irrelevante o fato de *gostar* ou não de realizar tais tarefas. O carma yogi não se refere nem ao passado nem ao futuro, e suas ações permanecem enraizadas em tudo o que o presente traz.

Aquele que faz e aquele que desfruta

Pode soar estranho deixar de lado nossos gostos e desgostos, sobretudo quando nossas ações giram em torno deles. É difícil colocar isso em prática, pois quando agimos com a sensação de ser quem faz, também esperamos ser quem desfruta o resultado. Tanto o fazer quanto o desfrutar surgem da identificação com o I-Self. No entanto, nem aquele que faz nem aquele que desfruta existem quando estamos absortas em uma tarefa. Por exemplo, durante o meu processo de escrita, não há autora. É só quando termino a tarefa que posso dizer que *eu escrevi aquilo*. Não há quem faz *enquanto* a escrita está em andamento. Assim que nos apropriamos do fazer, também nos tornamos quem desfruta os resultados da ação — se eu me identifico como autora, me sinto bem se os outros gostarem da minha escrita e mal se ninguém ler.

Sentimos que só somos quem desfruta quando somos quem faz. E sentimos que somos quem faz porque achamos que temos liberdade de escolher nossas ações. Mas, ao olharmos atentamente para o processo de escolha, vemos que tudo que escolhemos é fruto de nossos gostos e desgostos, que por sua vez são frutos de nossas ações passadas. Nossas escolhas, portanto, nunca são tão livres quanto imaginamos — somos escravas de nossos gostos e desgostos.

Quando notamos que a respiração de Bhairavi move o cosmos como um todo, percebemos que nossas ações no presente são apenas o desdobramento de incontáveis eventos passados inter-relacionados. Se pensarmos bem, veremos que tudo na história do mundo (e do universo) contribuiu para as coisas que aconteceram em nossa vida e nos trouxeram até o presente momento. E, na maioria das vezes, nossa vida se desenrola de forma automática de acordo com nossos vasanas — tudo o que fazemos é movido por nossos gostos e desgostos, que são resultados *impessoais* de ações passadas. No entanto, o I-Self os torna pessoais ao ser quem faz e quem desfruta. Nessa condição, sofremos porque os resultados de nossas ações não são garantidos.

> ### EXERCÍCIO: Encontrando a motivação para ação
>
> Observe seus pensamentos ao longo do dia — quantas vezes você diz a si mesma que gosta, ama, não gosta ou odeia alguma coisa? Anote em um diário as escolhas que fez com base naquilo de que gosta e não gosta. O que você esperava quando agiu de acordo com o que gosta ou não gosta? O que aconteceu quando você não conseguiu o que gostou ou conseguiu o que não gostou?

EXERCÍCIO: Passando da sombra para a luz — mobilizando a inércia

Quando a inércia é esmagadora e nos impede de tomar uma atitude definitiva, as práticas contemplativas não ajudam. O único remédio é ativar tapas. As seguintes recomendações funcionam para acender o fogo de tapas:

* **Chá radiância:** ferva um litro de água e adicione meia colher de chá de sementes de cominho, coentro e erva-doce. Deixe em infusão por alguns minutos. Coe em uma garrafa térmica e beba ao longo do dia até o pôr do sol. Se tiver sintomas de enjoo ou acidez, beba o chá morno (não quente). A água quente e as especiarias acendem o fogo digestivo.

* **Hábitos alimentares:** elimine alimentos e bebidas frias que tendem a arrastar o corpo ainda mais para tamas. Evite carne vermelha e sobras de outras refeições. Dê preferência a alimentos leves e puros que aumentem a força vital (prana), como vegetais e frutas frescas, sucos naturais e alimentos preparados na hora. Coma sua refeição mais pesada no almoço. Faça um jantar leve antes das 19h, o que alivia o estresse no sistema digestivo conforme ele começa a desacelerar.

* **Ciclo do sono:** vá dormir 22h00 e acorde 6h00. Manter uma rotina regular de sono e alimentação nos coloca em sincronia com o relógio biológico e harmoniza as várias vias neuro-hormonais que afetam o pensamento, a emoção e a ação nos três corpos.

* **Movimente-se:** caminhar em ritmo acelerado por vinte a trinta minutos ao nascer do sol é um ótimo remédio para a inércia. Como alternativa, nade ou faça uma aula

(ioga, dança, aeróbica). Se você tem dificuldade em se manter motivada, pode ser útil fazer junto com uma amiga, para que vocês se apoiem.

- **Medite:** mantenha sua prática de meditação, não importa o quão baixa a motivação pareça — é a ferramenta mais poderosa para desenvolver sattva que vai combater tamas.

- **Pratique carma-ioga:** ao longo do dia, pergunte qual é a coisa mais importante a fazer naquele momento — e faça sem se deixar influenciar pelo fato de gostar ou não gostar. Ofereça os resultados de todas as suas ações a Bhairavi.

EXERCÍCIO: Investigação não dual sobre o papel de Bhairavi na criação — fazer

Neste exercício, você investigará a relação entre percepção-consciente, escolha e ação. Tire de quinze a trinta minutos para você, livre de perturbações. Comece com o exercício para abrir o coração (Capítulo 2).

- Pense em uma situação simples em que você deve escolher entre duas coisas, como uma sopa ou um sanduíche para o almoço. Traga a situação o mais vividamente possível em sua mente e permita que a escolha surja.

- Como *surge* a escolha? É diferente de um pensamento, memória ou sentimento?

❋ Se foi um pensamento ou um sentimento, foi ele a *fazer* a escolha? Um pensamento ou sentimento pode escolher?

❋ Você consegue encontrar a *entidade* que faz a escolha? Como ela surge? É diferente de um pensamento, memória ou sentimento?

Este exercício nos traz vários insights. Primeiro, vemos que a escolha surge como um pensamento ou sentimento na percepção-consciente. Então surge o segundo pensamento, *alegando* que o primeiro pensamento fez a escolha. Quando essa afirmação-pensamento surge, a escolha-pensamento inicial não está mais presente. Também vemos que um pensamento não pode escolher outro pensamento, e que nossa confusão a respeito da escolha surgiu da afirmação-pensamento.

Quando procuramos a entidade que faz uma escolha, ela não pode ser encontrada, exceto como outro pensamento, imagem ou sentimento que surge na percepção-consciente. Como vimos acima, o pensamento não pode escolher. Assim, o único *seletor* que vivenciamos diretamente é aquele que surge, *afirmando* ter feito a escolha.

Compreendendo Bhairavi

No caminho do despertar, a presença de Bhairavi é uma chama que cresce e nos oferece a excelente oportunidade de jogar tudo em seu fogo que tudo consome. Isso inclui todas as tríades que alimentam o I-Self e seu senso de separação; nossos corpos causal, sutil e denso; os três gunas; e especialmente nossas percepções baseadas na dualidade do mundo e de nós mesmas. Quanto maior a nossa oferenda a Bhairavi, mais ela pode nos purificar e nos impulsionar para o despertar, e mais doce será a sensação de felicidade vinda do néctar de Sundari. Isso ocorre porque, quando lançamos todas as tríades pertencentes ao I-Self no fogo de tapas de Bhairavi, nos abrimos para a tríade de *sat-chit-ananda*, ou eterna-consciência-de-felicidade do Self.

A dança de Bhairavi e Sundari é dirigida por Bhuvaneshwari a partir de seu assento no coração como espaço e orquestrada pelo poder transformador de Kali como tempo. Juntas, Bhuvaneshwari e Kali trazem as circunstâncias perfeitas nos momentos perfeitos para alimentar nossos tapas, para que possamos superar nossos obstáculos no caminho do despertar, realizando ações com propósito.

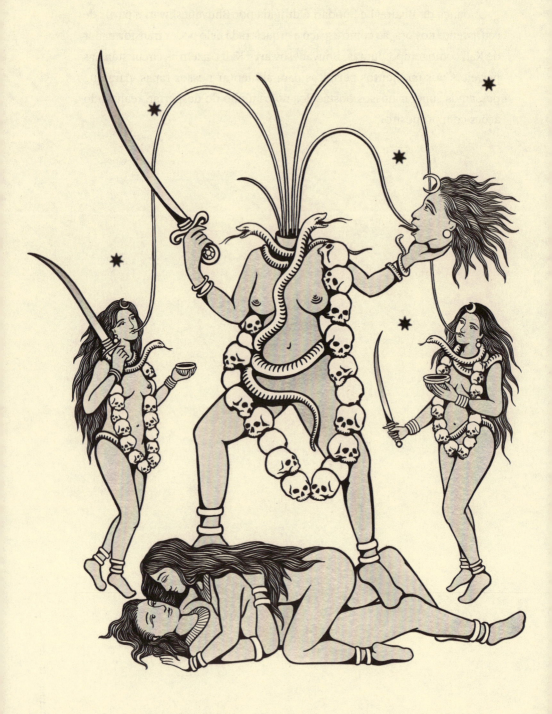

CAPÍTULO 8

CHINNAMASTA

A mais temida das mahavidyas, Chinnamasta é a força da separação, bem como a união da criação e do criador. Sua sombra, que é o vício do I-Self, é vencida por sua luz de cultivo adequado da energia sexual, um dos yamas dos *Ioga Sutras*.

A criação se manifesta em tríades, e a tríade divina de sat-chitananda, ou eterna-consciência-de-felicidade, torna-se todas as outras tríades da criação. O movimento da tríade do Divino para os da criação é poderoso como um raio — em um flash de luz e som, o Divino se decapita e a criação esquece sua verdadeira natureza. A manifestação passa a ser impulsionada por seus próprios ciclos de vontade, conhecimento e ação. Planetas e estrelas nascem, evoluem e morrem. O Divino é esquecido.

O simbolismo de Chinnamasta

Seu nome traduz sua dança com opostos como "aquela cuja cabeça foi decepada".

Pele: a pele de Chinnamasta é brilhante, evocando força e luminosidade. Como a forte união de luz e som no mundo físico é representada por um raio, ela brilha como um relâmpago e é conhecida como a "deusa dos relâmpagos".

Traje: ela usa uma guirlanda de crânios humanos. Duas longas serpentes sobem por seu torso elétrico, chamando a atenção para os desejos dualistas que mantêm o sentimento de separação do I-Self.

Ferramentas: em um de seus dois braços, carrega uma espada que pinga sangue. No outro, segura com triunfo a própria cabeça recém-decepada. Três jatos de sangue pulsam do ferimento no pescoço. A boca aberta da cabeça decepada recebe o jato central. Os outros dois jatos vão em direções opostas, habilmente direcionados para as bocas famintas dos dois acompanhantes de Chinnamasta.

Expressão: a expressão no rosto de sua cabeça decepada é de êxtase. Os três olhos entreabertos dela estão absortos na alegria da autorreflexão, enquanto seu cabelo esvoaçante assume a forma de um raio.

Acompanhantes: seus acompanhantes, os gêmeos Varnini e Dakini, estão um de cada lado. Em posição de reverência e adoração, portam taças feitas de crânios humanos. Assim como a amante, usam longas guirlandas de crânios humanos e nada além. Cabelos esvoaçantes emolduram a pele escura.

Morada: o trio está em cima de um casal imóvel em um abraço íntimo, êxtase e alívio gravados em suas expressões congeladas. Ele é Kama, bonito, com a pele clara e membros fortes e flexíveis. Ela é Rati, sua linda esposa, talentosa na arte de fazer amor.

Sua presença: trovões ensurdecedores marcam as pulsações do sangue que jorra da ferida furiosa de Chinnamasta. Assim que a cabeça é cortada, Kali começa sua dança e o cosmos nasce. A cada jato de sangue, formas surgem do informe. Alimentados por seu sangue vital, eles são sustentados pelo drama do tempo e do espaço como seres e entidades separados. Seduzida pelo casal amoroso sob seus pés, a criação esquece sua fonte de sustento. Quando Bhairavi conta as contas de seu mala, Kali para de dançar e o sangue para de jorrar. O cosmos colapsa até que o tempo recomece. Criando formas a partir do nada, Chinnamasta as nutre com o próprio sangue até atraí-las de volta para si.

EXERCÍCIO: Contemplando Chinnamasta

Contemple as imagens cruéis de Chinnamasta. O que auto-decapitação significa para você? Consegue ver o próprio rosto sem formar uma imagem na mente ou se olhar no espelho? O que você encontra quando tenta olhar para a própria cabeça ou rosto? Consegue sentir o espaço luminoso da cabeça?

O papel de Chinnamasta na criação

As cinco funções do Divino são criar, sustentar, destruir, ocultar e revelar (Capítulo 5). Tornando-se todas as formas, o Divino lança sobre elas um feitiço de esquecimento. Somente por meio desse poder de ocultação, o Divino pode experimentar a si mesmo como forma. Assim como grandes atores entram no personagem para fazer do filme ou peça um sucesso, a criação se esquece de suas origens divinas para que seu drama se torne mais interessante.

Esse poder de ocultação promove um jogo de proporções cósmicas: toda a criação anseia por encontrar o Divino, esquecendo-se de que sua verdadeira natureza *já* é divina. Por outro lado, o poder de revelação oferece o prêmio que faz todo o jogo valer a pena. Ao reencontrar-se, o Divino pode celebrar com deleite e admiração, assim como nos reconhecemos quando nos olhamos no espelho. A autodecapitação de Chinnamasta simboliza tanto a ocultação quanto a revelação dos poderes do Divino.

A presença de Chinnamasta em nossos corpos

Quando estamos no útero, a energia do Divino desce em nossos corpos através do ponto mais alto da cabeça, o brahmarandhra. Essa energia percorre inúmeros nadis, facilitando o funcionamento de células, órgãos e sistemas, bem como nossa mente, emoções e intelecto. Depois que a energia divina desce até a base da espinha, o brahmarandhra se fecha e esquecemos nossa verdadeira natureza. Apenas uma fração da energia divina percorre os nadis para manter o corpo-mente; o restante repousa como kundalini ou energia potencial adormecida na base da coluna vertebral. Passamos a nos identificar como o I-Self, e a decapitação de Chinnamasta está completa.

Chinnamasta é o sushumna, o canal central que corre ao longo da coluna vertebral. Seus acompanhantes, Varnini e Dakini, são os canais ida e pingala dentre os quais costumamos oscilar (ver Figura 1 no Capítulo 3). Como nossa verdadeira natureza está oculta, nos identificamos com o I-Self, e o prana flutua entre ida e pingala, que têm funções opostas. Ficamos encantadas com o I-Self através das tendências dualísticas de nossa mente, alimentadas pela oscilação energética entre esses dois canais — oscilamos entre o bem e o mal, entre a alegria e a tristeza, entre o certo e o errado, entre o querer e o não querer, entre o ter e o não ter.

O poder oculto do desejo

Chinnamasta está em cima de Kama e Rati, um casal em eterna felicidade conjugal. Kama é o deus do amor que induz o desejo, que, como vimos no Capítulo 3, é a força motriz da criação. Rati é a deusa do prazer físico e sensual. Juntos, eles personificam a natureza procriadora do desejo, que faz com que o I-Self nasça repetidas vezes, de um momento para o outro.

Em uma história épica, Kama induz em Shiva o desejo por Parvati, uma forma de Shakti. Na época, Shiva era um asceta que havia renunciado ao desejo e aos prazeres mundanos. Percebendo o dedo de Kama na agitação do desejo em seu coração, Shiva o incinera com um único olhar raivoso. Com a morte do desejo, a criação para. Quando Parvati enfim conquista

Shiva, ela o convence a trazer Kama de volta à vida por compaixão de Rati, sua viúva. Ressuscitado por Shiva, Kama assume novamente seu papel de estímulo à criação. Sundari, enfim, o absorve em seu próprio ser, e ele se torna suas flechas carregadas de flores que nos mantêm presos aos nossos sentidos.

Sem as flechas de Kama representando o fascínio dos cinco sentidos, não teríamos interesse nos desejos que propagam o I-Self. Rati, sua esposa, representa o prazer dos sentidos, sem o qual não teríamos inspiração para persegui-los. A união dos dois sob os pés de Chinnamasta retrata o grande poder oculto do desejo que é necessário para sustentar o cosmos e seu equivalente microcósmico, o I-Self.

A sombra de Chinnamasta: vício

Quando pensamos em vício, tendemos a nos referir a drogas, álcool, jogos de azar ou pornografia. No entanto, o vício universal mais forte é a identificação com o I-Self sedutor. No esquecimento induzido pela decapitação de Chinnamasta, nos confundimos com o corpo-mente, o que nos aprisiona na perpétua sensação de falta do I-Self e nos leva ao vício de buscar a plenitude. Ficamos viciadas em histórias, crenças, pensamentos e ações que validam e justificam nossa identidade limitada. As validações e justificativas são fortalecidas quando julgamos os outros e nos comparamos com eles. Nossas histórias são tão sedutoras que voltamos a elas repetidas vezes para manter nossa sensação de identidade com o I-Self separado.

A sensação de falta inerente ao I-Self nos mantém viciadas em perseguir objetos externos para nos sentirmos plenas. Kama e Rati nos mantêm tão atraídos pelos objetos dos sentidos que tentamos encontrar a completude nos objetos físicos, nos prazeres sensoriais e nos relacionamentos. O vício é tão forte que, se perdêssemos um bem ou um relacionamento valioso, também perderíamos nosso senso de identidade.

Assim como a vida de um viciado em drogas gira em torno do uso de substâncias, o vício do I-Self se torna a lente através da qual enxergamos o mundo, o que atraímos inconscientemente para nossas vidas e o que buscamos de forma consciente.

Vício em sofrimento

A sombra de Chinnamasta nos torna viciadas em maneiras já estabelecidas de pensar e reagir que levam ao sofrimento e à dor. Quando algo de ruim acontece conosco, podemos obter satisfação temporária em nossa *certeza* de que o mundo, os relacionamentos, a vida ou as doenças estão agindo contra nós. Paradoxalmente, podemos ficar viciadas no sofrimento, porque ele é uma forma de validação. Quando achamos que o mundo está *armando contra nós,* nossa perspectiva é naturalmente baseada na suspeita, no medo e na autoproteção. O vício do sofrimento nos mantém presas à sensação de ter certeza de tudo o que há de errado com o mundo. Quando nossa visão de mundo é de sofrimento, atraímos situações e pessoas que a validam e a ampliam. É desse jeito que a miséria gera a miséria.

Assim como os viciados em drogas não conseguem parar de usá-las mesmo cientes dos efeitos nocivos de seu consumo, não conseguimos evitar de nos deixarmos levar pela atração de nossos gostos e desgostos, mesmo quando sabemos que ela nos trará sofrimento. Às vezes, isso se apresenta como uma sensação incômoda de insatisfação que pode não parecer tão ruim assim. Seja pela febre baixa da insatisfação ou a séria doença da miséria, nossa identidade, o I-Self, começa a ser definida. A atração do I-Self e seus dramas ofuscam nosso desejo de paz. Mesmo que desejemos a paz, nosso vício em sofrimento nos leva de volta à miséria repetidas vezes. A maior parte da humanidade vive à sombra desse vício, incapaz de se libertar do transe hipnótico do I-Self. Nosso medo do desconhecido é tamanho que a familiaridade com a nossa situação abaixo do ideal parece mais segura.

A suspeita e o medo muitas vezes se tornam fontes de união em grupos e comunidades. Fazer parte de tais grupos nos traz a sensação de proteção, força e segurança, a ponto de ser difícil de sair mesmo após descobrir sua natureza tóxica. Ter nossas suspeitas e medos validados por pessoas que pensam como nós nos dá tanta segurança que a satisfação da miséria compartilhada ofusca nosso desejo de nos livrarmos dela. Essa também é uma das razões pelas quais muitos de nós permanecemos em relacionamentos dolorosos ou abusivos. Esse é o imenso poder da sombra de Chinnamasta.

Vício em conhecimento

Chinnamasta personifica o movimento sutil entre desejo, ou vontade, e conhecimento. Como vimos nos capítulos anteriores, a vontade é o combustível do conhecimento e da ação. Quando o desejo leva a nossa mente a chegar a uma conclusão específica, isso é conhecimento. Nossos gostos e desgostos nos fazem desejar certas coisas e chegar a determinadas conclusões. No entanto, nas agonias do vício do I-Self, as conclusões a que chegamos servem apenas para validar nossos gostos e desgostos.

Quando conseguimos o que queremos, nos apegamos ao resultado, e quando nosso desejo não se realiza, passamos a ter aversão a tudo que julgamos ter entrado em nosso caminho. Isso colore nossas conclusões sobre o mundo e nossas experiências. Decidimos que algo é bom ou ruim com base nos gostos e desgostos que nos definem. Se me sinto insultada por alguém e decido que esse alguém é uma pessoa má, é irresistível chegar à mesma conclusão toda vez que encontro com tal pessoa. A história que conto a mim mesma sobre o insulto reflete o *desejo* de validação, que se torna *conhecimento* por meio de minha conclusão sobre a mesquinhez dessa pessoa e se transforma na *ação* de guardar rancor.

No final das contas, o desejo do I-Self de se sentir validado é quem vence — ao sucumbir a esse desejo, chego sempre à mesma conclusão, restringindo meu conhecimento do eu e do outro a rótulos. Ele se torna a pessoa que insulta e eu me torno a vítima. Ao chegar à mesma conclusão toda vez que encontro o sujeito, continuo a propagar o I-Self, o que leva a um sofrimento constante, já que estou sempre procurando formas de mostrar que minha conclusão está correta. Isso acontece até mesmo quando decido que uma pessoa é engraçada e espirituosa e que gosto de estar perto dela. Ao concluir que essa pessoa aumenta minha experiência de alegria, eu a procuro porque ela valida minha crença de que sou uma pessoa tranquila.

Esse falso conhecimento, alimentado pelos gostos e desgostos, é uma forma de nos desligarmos do Divino. Chegar a tais conclusões propaga nossos desejos, o que por sua vez reforça o que já sabemos. O conhecimento vinculado aos desejos limitados do I-Self é a causa da sombra do vício de Chinnamasta.

Vício nos sentidos

Chinnamasta personifica o relâmpago e é, portanto, a suprema realizadora da vontade divina, aquela que catalisa essa vontade em conhecimento e ação. Nesse papel, ela atua por meio da mente humana como o poder de percepção por trás dos órgãos dos sentidos. Normalmente, nossos olhos, ouvidos, nariz, língua e pele são direcionados externamente — e é por meio deles que "absorvemos" o mundo.

Quando estamos viciadas nos gostos e desgostos do I-Self, nossos órgãos dos sentidos se tornam as ferramentas que usamos para preencher a sensação de falta. Nos aproximamos dos objetos dos sentidos por sua capacidade de nos completar, ainda que momentaneamente. Quer seja viajando pelo mundo para ver novas paisagens, indo ao cinema, desfrutando boa comida ou comprando roupas da moda, nossos sentidos externos nos mantêm viciadas no I-Self. Sentimos um alívio temporário do desejo e somos ainda mais validadas ao conseguir o que queremos.

Sexualidade e I-Self

Dentre todos os impulsos movidos pelos sentidos, o impulso sexual é o mais forte, capaz de desencadear conflitos, opressão e crime, pois nos obriga a buscar um parceiro para nos completar e, em alguns casos, controlar e dominar os outros. Por exemplo, algumas culturas têm altos níveis de receio e suspeita sobre os poderes sexuais das mulheres. Por isso, procuram controlá-las e dominá-las, submetendo meninas à mutilação genital. Ao tirar o prazer das relações sexuais para essas jovens, esse ato violento, doloroso e desfigurante visa garantir a fidelidade delas aos homens com quem um dia se casarão.

O desejo de possuir um objeto pelo qual ansiamos é explícito nos impulsos sexuais, como visto no ciúme, no estupro, nas decepções por trás da infidelidade, no aprisionamento físico e psicológico através do abuso e até mesmo nas leis que restringem as liberdades sociais. Cada situação envolvendo o desejo de prejudicar a nós mesmas ou aos outros por meio da energia sexual é a sombra distinta e poderosa de Chinnamasta.

Seja para fins de procriação ou não, o desejo sexual é um desafio até mesmo para aqueles que se comprometem com sadhana prolongado. Essa energia potente e difícil de domar é a kundalini, e todos os caminhos espirituais a utilizam direta ou indiretamente para a transformação. Quando somos pegas na sombra de Chinnamasta e continuamos a nos considerar o I-Self, a energia é direcionada para satisfazer o desejo sexual primordial, que pode parecer urgente, viciante e compulsivo.

Quando nosso foco muda para satisfazer desejos como servir, devoção e conhecimento, a kundalini é transformada na luz de Chinnamasta do cultivo apropriado da energia sexual.

EXERCÍCIO: Explorando a satisfação

Que objetos dos sentidos você persegue? Pense nas coisas que coleciona, faz e para as quais dedica seu tempo, e reflita sobre a forma como elas fazem você se sentir realizada.

A luz de Chinnamasta: cultivo apropriado da energia sexual

Nos *Ioga Sutras*, brahmacharya, que costuma ser traduzido como "celibato", é um dos pré-requisitos para a libertação. Existem muitas maneiras de interpretar esse yama, e elas vão além da definição mais básica de abstinência de atividade sexual. O celibato é complicado porque tentar reprimir a energia sexual que surge de maneira natural, causa grandes desequilíbrios no corpo-mente e nos afasta ainda mais da libertação. No entanto, quando o usamos com responsabilidade e com intenções específicas, ele impulsiona nosso despertar.

Brahmacharya é, portanto, mais bem entendido como o cultivo de pensamentos e comportamentos que levam à realização de Brahman, a última realidade não dual que é nossa verdadeira natureza. Esse entendimento enfatiza o cultivo criterioso e responsável da energia sexual. A arte do cultivo apropriado da energia sexual depende de vivermos de acordo com nosso propósito.

Propósito de acordo com a fase da vida

Nossa fase atual da vida determina não apenas o que devemos fazer, mas também como devemos expressar nossa energia sexual, que é fértil e criativa. Kundalini alimenta todo o funcionamento do corpo-mente. Quando nos alinhamos com nossa fase específica da vida, essa energia pode ser direcionada para uma expressão saudável tanto em seus aspectos criativos quanto férteis.

Ao pensar em nosso propósito de acordo com a fase da vida, agimos dentro dos limites de nossa etapa de desenvolvimento, que então nos abre para as ações e energias da próxima etapa. Essa forma de pensar nas fases da vida que alimentam nosso desenvolvimento é conhecida como ashrama, e há quatro delas:

> **Brahmacharya:** na infância, nossa única obrigação é focar o aprendizado. A abstinência da atividade sexual é necessária para evitar traumas e garantir o desenvolvimento natural da maturidade emocional necessária para lidar com as relações sexuais.

> **Grihastha:** quando entramos no mercado de trabalho e nos tornamos financeiramente independentes como chefes de família, é hora de estabelecer relacionamentos íntimos, procriar, criar os filhos e buscar acumulação material para sustentar a nós mesmos e à nossa família. A sexualidade responsável é uma parte importante desse desenvolvimento, pois estamos ocupadas expressando nossas energias criativas nas áreas de trabalho que escolhemos. Nesse contexto, a energia sexual é explorada e os vasanas relacionados são esgotados.

> **Vanaprastha:** é quando nossos filhos saem de casa e nos aposentamos do trabalho. Avaliamos nossos desejos remanescentes e os realizamos, caso seja apropriado. Se os vasanas sexuais foram abordados e esgotados de forma adequada durante a fase anterior, nossa energia será naturalmente direcionada para uma contemplação mais profunda nessa fase, e cultivaremos a sabedoria que alimentará a próxima fase.

> **Sannyasa:** o estágio final da vida é marcado pela solidão e pelo desapego. Se satisfizemos nossos desejos sexuais de maneiras que

resolvem nossos vasanas e nos deixam com o mínimo de carma, este estágio é marcado pelo desapego e pelo discernimento que nos garantem o Autoconhecimento.

Propósito de acordo com a nossa disposição

Quando estamos na fase grihastha, nosso propósito na vida pode ser ainda mais elucidado por nossa aptidão para certos tipos de trabalho, que é conhecida como varna e é baseada em nossos gunas.

Esses chamados nos ajudam a entender como podemos contribuir para a sociedade e concentrar nossas energias com um senso de propósito ao realizarmos nossa função. Todos os chamados são valiosos e existem nas diferentes sociedades e organizações. Cada um dos quatro chamados consiste em três gunas combinados de maneiras diferentes que nos dão nossos talentos e habilidades únicos:

> **Sattva, rajas, tamas:** combinação que produz cientistas, filósofos e pensadores cujos papéis envolvem a geração de ideias, conceitos e descobertas.

> **Rajas, sattva, tamas:** combinação que produz líderes e protetores da sociedade, com energia incansável, entusiasmo e coragem necessária para exercer essa função.

> **Rajas, tamas, sattva:** combinação que produz consultores financeiros, economistas e angariadores de fundos que têm talento e perspicácia para gerar e movimentar recursos para projetos.

> **Tamas, rajas, sattva:** combinação que produz a força de trabalho de uma estrutura social com grande resistência, paciência e determinação para manifestar ideias e conceitos em produtos.

Agindo de acordo com nosso propósito

Viver uma vida com propósito é o primeiro dos quatro desejos universais (conforme discutido no Capítulo 5), e isso também determina como cultivamos nossa energia sexual. O propósito é determinado tanto pela aptidão que temos para certos tipos de trabalho quanto pelo estágio de desenvolvimento da vida em que nos encontramos. Esse senso de propósito é um dos muitos usos da palavra "dharma". Conhecer nosso dharma é essencial, pois nos ajuda a concentrar nossas energias.

O dharma de uma estudante universitária é direcionar todas as suas energias para o aprendizado, o dharma de uma professora experiente é dedicar todo o conhecimento que acumulou e seus estudos para ajudar no desenvolvimento dos alunos, o dharma de uma gerente de negócios é liderar uma equipe através do exemplo e o dharma de uma mãe que trabalha é sustentar os filhos. Cada um de nós temos um dharma individual, pois o que é dharma para uma pessoa pode se tornar adharma, ou prejudicial, para outra. Nosso dharma nos oferece um verdadeiro norte que podemos consultar enquanto direcionamos nossa energia e navegamos pela vida. O dharma nos mantém no caminho do cultivo apropriado da energia sexual, da virtude e da sabedoria.

Quando nossa identidade se baseia em nossos gostos e desgostos, nosso dharma pode se tornar obscuro. Começamos a confundir nossos gostos e desgostos com nosso dharma. Nesse momento, nossas energias criativas e férteis são consumidas pelos acompanhantes de Chinnamasta e continuamos a nos identificar como o I-Self.

O dharma passa pelos ciclos de vontade-conhecimento-ação que surgem de um momento para o outro. Em determinada fase, nosso dharma é fazer o que é mais apropriado e abster-se do que não é adequado ao trabalho que escolhemos e ao estágio de vida em que estamos. O dharma obscuro é o resultado de ficar presa em histórias do passado e projetá-las no futuro, o que contribui para nossas ações desencadeadas por vasana. Quando estamos no momento presente, podemos nos alinhar com nosso dharma e saber a maneira certa de agir.

EXERCÍCIO: Encontrando seu dharma

Aplique os princípios do dharma para descobrir seu propósito na vida. Com quais papéis você se comprometeu? O que seu papel exige neste momento? Se você não sente vontade de fazer o que deveria fazer, pergunte-se por quê. O que você *preferiria* estar fazendo — em que isso se baseia? É uma imagem do futuro ou um sonho que você teve no passado? Aplique o exercício de investigação não dual do Capítulo 3 — essas imagens ou pensamentos existem agora como algo além de pensamentos? Reexamine seu propósito após este exercício. Sua perspectiva mudou?

Alimentando o propósito com energia sexual

A forma como cultivamos a energia sexual determina nossos gunas, que por sua vez determinam nosso alinhamento com o dharma. Quando deixamos de lado nossos gostos e desgostos e direcionamos nossa energia para o que precisamos fazer em determinado momento, tamas, ou inércia, cede espaço ao entusiasmo e à atividade de rajas. Rajas nos permite discernir quais de nossas ações serão mais úteis ao nosso dharma. Quando gradualmente nos acostumamos a fazer o que nos é exigido, rajas nos abre para sattva. Com o aumento de sattva, passamos a deixar de lado nossas preferências pessoais e a agir de acordo com nosso dharma. Com serenidade e desapego, somos mais capazes de discernir entre a realidade da situação e o efeito de dissimulação de nossos gostos e desgostos.

O desapego e o discernimento direcionam a energia sexual de ida e pingala para o sushumna central. À medida que a energia sobe, os granthis que criam e sustentam o I-Self começam a se dissolver. O poder oculto de Chinnamasta dá lugar à sua graça reveladora. A energia sexual que antes era direcionada para baixo, para a gratificação física, volta-se para cima para se tornar a essência sutil de amrita, o néctar de Sundari.

À medida que nossos granthis se desfazem com a marcha ascendente da energia sexual, podemos descobrir que o trabalho que escolhemos inicialmente perde seu apelo, sobretudo se for baseado em nossos gostos e desgostos. Podemos descobrir que nosso dharma está em um tipo de trabalho totalmente diferente. Um banqueiro apegado aos ideais do dinheiro pode achar seu trabalho desagradável e se tornar professor universitário ou economista, usando seu conhecimento para servir ao bem maior. Sattva muda não apenas o *tipo* de trabalho que fazemos, mas também sua intenção. *O jeito* de fazer nosso trabalho muda.

Com sattva crescente, um político pode perder seu interesse em alcançar uma posição de poder para se sentir completo. Com a transmutação de sua energia sexual, sua ânsia de poder é substituída por uma vontade de servir, e ele começa a enxergar sua posição como um veículo para elevar a comunidade, organização ou nação. A transmutação da energia sexual nos liberta das amarras do I-Self enquanto leva a um influxo de luz e amor ao trabalho que fazemos.

EXERCÍCIO: Passando da sombra para a luz — transmutando a energia sexual

A prática a seguir tem duas essências: uma usa a excitação da energia sexual e a outra revela a lacuna entre a vontade e o conhecimento.

EXERCÍCIO A

❋ Tire de quinze a trinta minutos para você, livre de perturbações. Sente-se confortavelmente em uma cadeira, com os dois pés no chão e as mãos no colo. Feche os olhos devagar. Esteja com uma atitude aberta e curiosa.

❋ Visualize a forma feroz de Chinnamasta. Peça a orientação dela.

❋ Traga a sensação de excitação sexual, usando a memória ou a imaginação. Permita que ela surja plenamente, resistindo à tentação de concretizá-la com o orgasmo.

❋ Deixe de lado a memória, imagem ou imaginação e concentre sua atenção na *sensação* da excitação, como calor ou vibração. Deixe de lado quaisquer pensamentos ou histórias que estejam ligados à sensação.

❋ Mergulhe profundamente na sensação *dentro* da sensação. Encontre a energia da sensação.

❋ A pulsação subjacente à excitação sexual é a vibração pura de Shakti. À medida que você continua com ela, será levada a uma sensação de expansão e felicidade.

❋ Com a prática contínua, você pode discernir a energia subjacente de outras sensações, pensamentos e emoções. Mergulhe na *energia* de raiva, amor, ódio ou ciúme e descanse nela. Observe que a energia de todas as sensações, pensamentos e emoções é a mesma energia da felicidade de Shakti.

❋ Aprenda a chegar nessa sensação sem estímulos narrativos.

EXERCÍCIO B

Esta é uma prática mais sutil. Tenha paciência caso não consiga de imediato.

❋ Peça a uma amiga que coloque um objeto, como um livro ou uma xícara, à sua frente enquanto você se senta com os olhos fechados.

❋ Abra os olhos. Há um pequeno intervalo entre *olhar* para o objeto e *reconhecê-lo*. Permaneça nessa lacuna sem permitir que o reconhecimento assuma o controle. Um senso expandido de percepção-consciente pode ocorrer. Esse é um indicativo de que a prática está funcionando.

❈ Peça a sua amiga que continue ajudando da mesma forma até que você consiga reconhecer o intervalo. Depois disso, pratique durante as atividades diárias.

❈ Aprenda a permanecer no intervalo entre o *impulso* dos pensamentos, emoções e sensações e o *reconhecimento* deles. Permita que essa lacuna guie você à suavidade do autorreconhecimento, em que você conseguirá perceber que esse intervalo representa quem você é de verdade.

EXERCÍCIO: Investigação não dual sobre o papel de Chinnamasta na criação — separação

Nesta investigação, examinaremos o conceito de ser um Self separado. Comece com o exercício para abrir o coração (Capítulo 2).

❈ Pense em alguém que você ama. Como essa pessoa surge? É uma imagem, um pensamento ou um sentimento?

❈ Traga à tona o seu senso de identidade. Como ele se manifesta?

❈ Existe alguma diferença entre a *sensação* da pessoa amada e a *sensação* de ser você, quando despojada de imagem e história?

❈ Existe um limite entre a sensação da pessoa amada e a sensação de ser você? Consegue perceber?

Neste exercício, podemos notar que tanto o outro quanto o Self são um pensamento, uma imagem ou um sentimento que surge ao testemunhar a percepção-consciente. Se algo se faz notar, deve-se fazer notar *para* alguém que o conheça. Assim, o *sentimento* de separação surge na percepção-consciente, que o conhece. Observe que esse sentimento nem sempre existe, sobretudo com pessoas (ou animais de estimação) que amamos profundamente, mas você, como percepção-consciente, está sempre presente.

Quando tentamos encontrar um limite entre nós e os outros na percepção-consciente, vemos que isso não é possível. Ambos surgem e desaparecem na percepção-consciente. Você é essa percepção-consciente, o sujeito para quem todos os objetos, incluindo seu próprio corpo-mente, aparecem. Você, o sujeito, não tem fronteiras nem atributos.

Compreendendo Chinnamasta

A luz de Chinnamasta abre o sushumna e então, em vez de alimentar seus dois acompanhantes, ida e pingala, ela começa a consumir o sangue vital do I-Self. Kundalini surge no sushumna pela cabeça, onde o poder semelhante ao de um relâmpago de Chinnamasta corta severamente o brahmarandhra. Nesta segunda decapitação, a identidade como o I-Self se dissolve na realização não dual. Perdemos a cabeça ao perder a identificação com o I-Self. O surgimento desse conhecimento é a decapitação do Self separado.

Chinnamasta incorpora tanto a força da separação quanto o poder que impulsiona a união da criatura e do criador. Nessa união, a perspectiva do despertar reconcilia todas as dualidades e paradoxos — passamos a ver que, com toda a criação, o I-Self também é divino. Não mais cativado por Kama e Rati, o I-Self é como ele realmente é. A luz de Chinnamasta como kundalini que despertou transforma a experiência comum em beleza extraordinária.

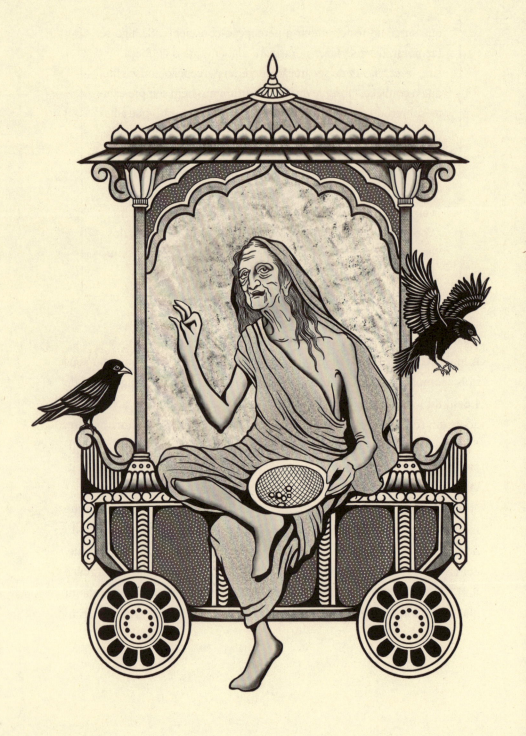

CAPÍTULO 9

DHUMAVATI

A mais incompreendida das mahavidyas, Dhumavati simboliza o vazio da ignorância de nossa verdadeira natureza, bem como a absorção no conhecimento. Seu aspecto sombrio de ignorância é superado por sua luz de autorreflexão, um dos niyamas dos *Ioga Sutras*.

Dhumavati é o vazio do qual a forma surge e desaparece no final de cada ciclo de vontade-conhecimento-ação. Nesse grande vazio, até mesmo Shiva, que representa a percepção-consciente, é engolido em total quietude. Não se deixe enganar por sua aparente falta de atratividade quando comparada às formas mais radiantes de Shakti, pois Dhumavati oferece à criação o dom incomparável de conhecer sua verdadeira natureza.

O simbolismo de Dhumavati

Dhumavati é a "que vem da fumaça" e sua aparência exterior desagradável evoca o não ser anterior à criação.

Pele: grossa e suja, a pele tem um tom esfumaçado, a cor do vazio escuro que ela representa.

Traje: Dhumavati veste um manto de viúva imundo e não usa joias, pois não há necessidade de ornamentação no vazio.

Veículo: ela anda sozinha em uma carroça sem cavalos. Um corvo negro está sentado em cima da carroça, anunciando a sinistra presença de Dhumavati.

Ferramentas: em uma mão, ela segura uma peneira que separa o joio do trigo, enquanto a outra forma um mudra que concede bênçãos.

Expressão: seus olhos são emoldurados por anéis escuros de pele flácida, enquanto o olhar parece perfurar o mais íntimo do nosso ser. Seu nariz torto, orelhas caídas e dentes podres nos lembram de nossa atitude convencional em relação ao vazio escuro do não ser.

Dhumavati e Shiva: Shiva não está em lugar nenhum porque Dhumavati o engoliu. Uma viúva que se fez sozinha, ela devora avidamente o cosmos junto com seu amado.

Sua presença: ela arfa e o cosmos é expelido das profundezas de seu ser. Ao mesmo tempo, sacode sua peneira, separando a criação do criador. No final do ciclo, Dhumavati engole a criação e desaparece no vazio. A criação e o criador tornam-se um em sua peneira. Em um ciclo sem fim, a criação brota de suas profundezas escuras e nela desaparece.

> ## EXERCÍCIO: Contemplando Dhumavati
>
> Contemple a forma assustadora de Dhumavati. O que ela evoca? A escuridão e o vazio dela lhe causam medo? Em caso afirmativo, por quê? Consegue distinguir as raízes do medo? É o medo de morrer ou de ser aniquilada? Você vivencia o poder de Dhumavati todas as noites quando entra em um sono profundo e sem sonhos e acorda descansada. Então, como experimenta o vazio dela?

O papel de Dhumavati na criação

Dhumavati representa o breu do vazio que antecede a criação, bem como o que permanece após o fim da criação. Como a forma surge do vazio do sem forma, a natureza essencial da forma também é vazia, assim como o ouro é a natureza do colar forjado a partir dele.

Dhumavati simboliza o breu da ignorância que resulta da identificação com o I-Self, bem como a escuridão do não ser que ocorre quando o I-Self desmorona em seu grande vazio. As formas surgem e desaparecem nesse grande vazio ao final de cada ciclo vontade-conhecimento-ação. Ali, até mesmo Shiva, que representa a percepção-consciente, é absorvido pela quietude de Dhumavati.

Ignorância e autoconhecimento

No caminho do despertar, é útil considerar a palavra "ignorância" como referindo-se à nossa identificação com o I-Self, causando uma incapacidade de perceber nossa verdadeira natureza como radiante, vazia e disforme. Conforme exploramos no Capítulo 6, o conhecimento pode se referir tanto ao Autoconhecimento quanto ao conhecimento laico. O breu encoberto pela fumaça de Dhumavati representa tanto a ignorância quanto o Autoconhecimento.

O único jeito de estar ciente de uma experiência é quando há um sujeito experimentando um objeto. Podemos dizer que sabemos identificar uma

xícara porque existe um sujeito (eu) reconhecendo um objeto (xícara).
Quando o objeto ou experiência se dissolve no sujeito ou experimentador,
há um espaço em branco na nossa experiência, o que recebe o nome de vazio.
Não podemos conhecer esse vazio diretamente porque não há separação
sujeito-objeto. Só podemos conhecê-lo por inferência ou após o fato. Quando
nos identificamos com o I-Self, estamos sob a influência da escuridão da
ignorância de Dhumavati. Com o alvorecer do Autoconhecimento, há um
colapso da diferenciação sujeito-objeto no grande vazio, que é um aspecto
diferente de sua escuridão.

A presença de Dhumavati em nossos corpos

No geral, somos atraídas para o vazio de Dhumavati todas as noites durante
o sono profundo, em que há perda da diferenciação sujeito-objeto. O sono
profundo é um dos seguintes estados de consciência:

❋ **Sonhar**: quando sonhamos, experimentamos um fluxo de impressões que surgem do corpo sutil. Aqui, há um "eu", ou o sujeito que
experimenta os objetos do sonho.

❋ **Sono profundo**: estado desprovido de objetos dos corpos denso e
sutil, no qual experimentamos as sementes informes dos vasanas
no corpo causal. O sono profundo é abençoado porque não há
separação entre o sujeito e o objeto. Objetos do estado de vigília e
sonho são retirados em sua causa sem forma. Dhumavati simboliza
esse vazio de sono profundo.

❋ **Despertar**: quando acordamos pela manhã, tomamos consciência
do mundo, da mente e do corpo. Existe um sujeito, um "eu", que
experimenta coisas como objetos, sensações, percepções sensoriais,
pensamentos e emoções.

❋ **Turiya**: Turiya não é um estado, mas refere-se ao Self, ou Shiva. É a
observação da percepção-consciente na qual ocorrem os outros
três estados. Os objetos dos estados de vigília e sonho, bem como

o breu do estado de sono profundo, geralmente obscurecem turiya, que é como o fundo branco uniforme das páginas de um romance sobre o qual aparecem as palavras da história.

O vácuo sem forma do Self se torna evidente na meditação profunda, quando todos os três estados se dissolvem no vazio. Isso é conhecido como nirvikalpa samadhi, que pode ser traduzido como "absorção em uma percepção-consciente de despropósito" e representa o vazio de Autoconhecimento de Dhumavati. Quando emergimos desse vazio, nossa identidade com o I-Self está enfraquecida.

Por outro lado, o sono profundo é o vazio da ignorância, porque, embora também haja perda da diferenciação sujeito-objeto nesse estado, nossa identidade como o I-Self continua quando acordamos pela manhã. Quando nossa identificação com o I-Self é completa, é como se Shiva, a percepção-consciente que representa nossa verdadeira natureza, fosse engolida pela escuridão da ignorância de Dhumavati.

Dhumavati em nossos granthis

A escuridão da ignorância de Dhumavati compõe os vasanas no corpo causal que se manifestam como granthis no corpo sutil, o que gera nossos traços e comportamentos individuais. Eles determinam a maneira como percebemos a nós mesmas e ao mundo, e como reagimos a isso.

A localização de nossos nós predominantes determina os tipos de questões que formam a base de nossa identificação com o I-Self. Conforme exploramos no Capítulo 5, o granthi de Brahma no umbigo consiste principalmente em questões de segurança, firmamento, gratificação sensual e desejo de aprovação. O Vishnu granthi no peito é composto de questões centradas em torno do amor e na validação de sentimentos, enquanto o Rudra granthi no terceiro olho consiste em confundir nossa verdadeira natureza e a incapacidade de separar o que é real do irreal. Nosso I-Self é sempre um mero reflexo de nosso granthi predominante.

À medida que avançamos ao longo do caminho, o desenredar dos granthis de Brahma e Vishnu diminui nossos desejos tamásicos e rajásicos, levando-nos ao Rudra granthi. Em geral, as questões associadas aos granthis tornam-se mais sutis e sátvicas à medida que passamos do Brahma para o Rudra granthi. Como veremos no próximo capítulo, os desejos sátvicos surgem aqui — podemos querer parecer espirituais ou virtuosas ou obter a aprovação do mestre espiritual. Nossos julgamentos e comparações, os rótulos que usamos para nos descrever, assim como nossos desejos, tornam-se mais sutis, mas não nos abandonam.

A sombra de Dhumavati: ignorância

A identificação com o I-Self é um processo que ocorre como uma união das sombras de todas as mahavidyas anteriores. Sobre a sombra de Kali, o tempo nos mantém presas em histórias do passado e do futuro. Essas histórias produzem rótulos que obscurecem a vibração primitiva de Tara sobre nossa verdadeira natureza. Conceitos baseados no tempo originam a sombra do desejo obsessivo de Sundari, que nos restringe na sombra de Bhuvaneshwari, levando à inércia, a sombra de Bhairavi. A depender da atuação de cada uma dessas sombras em nossa vida, nosso corpo causal fica saturado de vasanas. Eles nos puxam para as coisas de que gostamos e nos afastam do que não gostamos. Assim, ficamos viciadas no I-Self, a sombra de Chinnamasta, que nos leva à sombra da ignorância de Dhumavati.

O I-Self e o apego

O *Devi Mahatmyam* é um livro que descreve a vitória de Shakti ao longo do tempo. Em um dos contos presentes na obra, os devas são expulsos de suas moradas celestiais por dois irmãos asura chamados Shumbha e Nishumbha. Para ajudar os devas, Shakti assume a forma de uma mulher muito bonita para atrair a atenção dos asuras. Eles decidem que devem possuí-la, mas ela frustra suas investidas para irritá-los. Enfurecidos por tal soberba, Shumbha e Nishumbha enviam seus melhores generais para lutar contra ela. Para a consternação e raiva crescente de ambos, ela mata a todos com uma facilidade surpreendente, forçando os irmãos a um enfrentamento direto. Quando ela temporariamente imobiliza Nishumbha, Shumbha sai de si, já que o irmão é o que ele tem de mais precioso na vida. Ele a ataca com força bruta e ela o desarma. No mesmo instante, Nishumbha se levanta para ajudar o irmão. A batalha continua, cada irmão surgindo para salvar o outro. Nishumbha acaba por encontrar seu fim, seguido pelo irmão Shumbha.

Nessa história, Shumbha é o I-Self, e seu irmão, Nishumbha — a quem ele tanto estima —, é o apego. Os dois são inseparáveis, cada um erguendo-se para manter o outro vivo na grande batalha pelo autoconhecimento. Isso ocorre porque o apego ao que gostamos leva à aversão ao que não gostamos — e define quem achamos que somos. É difícil para Shakti matar o apego, Nishumbha, porque o I-Self, Shumbha, surge para mantê-los vivos.

À medida que nossos desejos se tornam cada vez mais sátvicos, o I-Self se separa de um granthi para se ligar a outro, mais sutil. Achamos cada vez mais difícil detectar esses desejos sutis em nós mesmas. É um desafio abrir mão de nossas preferências em relação ao modo de vida, crenças, ao que julgamos ser certo ou errado, nossos ensinamentos e aprendizados espirituais, nosso círculo espiritual e o que consideramos bom ou virtuoso. Esse é o dilema dos desejos sátvicos. Muitas vezes, podemos confundir a liberdade inicial do granthi que se revela e acreditar que nossos problemas estão resolvidos.

Os desejos e as questões sátvicas são os obstáculos mais difíceis de superar no caminho espiritual, porque são muito bons e virtuosos. Eles formam um véu muito fino de validação sobre o I-Self — o véu transparente da pele esfumaçada de Dhumavati nos leva a pensar que chegamos ao fim do caminho.

Shumbha e Nishumbha representam o obstáculo que nos impede de perceber nossa verdadeira natureza — o desejo de *ter* conhecimento. Como vimos no Capítulo 6, o conhecimento que podemos possuir nos restringe como a sombra de Bhuvaneshwari e impede ainda mais nossa abertura para o Autoconhecimento. Esse desejo nos mantém presas à sombra da ignorância de Dhumavati.

Desejo de conhecimento

O mais sutil de todos os desejos é o desejo de conhecimento. O conhecimento é tão sedutor que pode se tornar nossa identidade. Trocamos o rótulo de executivo ou dona de casa para assumir o de vedantino ou tântrico porque acumulamos conhecimento a respeito de tal ensinamento. O I-Self permanece vivo e bem quando passamos nosso tempo discutindo, argumentando, concordando ou discordando com outros buscadores, ou intimidando os outros com nossa capacidade intelectual. Tentamos desesperadamente adquirir o Autoconhecimento ao transformá-lo em um objeto. Como Shumbha e Nishumbha, o apego ao conhecimento gera uma forte identificação com o I-Self.

Autoconhecimento é *conhecer* a verdadeira natureza, o que está além das palavras, ensinamentos e indicadores, ao contrário do conhecimento comum, que é laico, e no qual simplesmente sei de algo. Quem estuda para se tornar médica é alguém que sabe *de* medicina. Eu não *me torno* a medicina — ela é o objeto do meu conhecimento. Autoconhecimento é o processo de se *tornar* o Self, ou melhor, descobrir que *sempre* fomos o Self. Ao contrário dos objetos, isso não pode ser possuído.

EXERCÍCIO: Reconhecendo vasanas sátvicos

Faça uma lista de seus desejos e crenças sátvicas. Com quais virtudes você se associa? Como você acha que os outros devem se comportar com base nas virtudes que vê em si mesma? De quais dessas virtudes você está disposta a abrir mão pelo autoconhecimento?

A *noite escura da alma*

Muitas de nós nos deixamos atrair pelo caminho espiritual por conta da promessa de bem-aventurança e alegria eternas. Ainda que este seja o resultado final do sadhana, muitas vão se deparar com períodos de intensa escuridão e confusão. Isso acontece porque, quando perdemos algo com o qual nos identificamos, podemos mergulhar em um breu profundo — ser demitida pode ser devastador caso o emprego seja importante para a sua identidade, e terminar um relacionamento pode levá-la à depressão se você se deixou definir pela relação. Sempre que o I-Self se desintegra sem aviso devido à perda de seu objeto definidor, a escuridão resultante pode parecer avassaladora e insuportável.

O I-Self se sustenta através do significado conceitual. O corpo sutil recebe pedaços aleatórios de informações e tece uma história em torno do I-Self com base nos gostos e desgostos do corpo causal. Quando um evento inesperado da vida destrói nossos conceitos, repentinamente nos vemos imersas em um vazio de significado — o corpo sutil fica paralisado, incapaz de fazer seu trabalho e fornecer um significado coerente ao evento. Essa falta de sentido é o grande vazio que Dhumavati representa — nada faz sentido nesse estado.

No caminho espiritual, a noite escura da alma surge quando perdemos o significado conceitual e a própria vida perde seu sentido. Quando o I-Self é revelado, podemos deixar de sentir interesse pela vida e a motivação desaparece. Quando aconteceu comigo, a velha motivação para o sucesso sumiu, sem que nada surgisse para substituí-la. Foi preciso um esforço enorme para seguir funcionando. Mais do que tudo, eu ansiava pela solidão, por ficar sentada sem a menor vontade de me mexer. Por mais que meu trabalho e minha família exigissem atenção, eu estava tão mergulhada dentro de mim que tudo parecia irrelevante e absurdo. Mesmo atividades espirituais, discussões e reuniões pareciam supérfluas e ridículas.

Quer sejamos forçadas ao vazio através dos eventos da vida ou como um desdobramento no caminho espiritual, Dhumavati eventualmente nos abre para sua luz de autorreflexão se nós permitirmos que seu vazio nos engula por completo.

A luz de Dhumavati: autorreflexão

A autorreflexão é um dos niyamas do *Ioga Sutras*, entendido como o estudo do Self. A única maneira de estudá-lo é *tornando-se* ele — mas até essa explicação está errada, porque sempre fomos o Self.

O Self, também conhecido como percepção-consciente ou turiya, é o único sujeito. Todas as percepções sensoriais, pensamentos, emoções, memórias e construções imaginativas e mentais surgem como objetos que são conhecidos por ele.

Autorreflexão é permanecer como o Self. Quando permanecemos como Self, corpo, mente, emoções, lógica e o I-Self são claramente vistos como objetos que surgem e desaparecem nele. O Self está ciente de todos os objetos que surgem nele, mas ele próprio não tem forma, aspecto, limites ou outros atributos. Quando nos posicionamos como o Self, vemos que nenhum objeto existe da maneira que costumávamos pensar que existiam. Todos os objetos — incluindo o corpo, as percepções dos sentidos, o mundo, as emoções e os pensamentos — são constituídos pelo Self. Eles também são vistos como sem atributos e surgindo do Self para o Self.

O vazio de Dhumavati consome todos os significados conceituais, revelando que todos os objetos são a essência dela. O vazio engole todos os objetos, permitindo-nos ver o Self que brilha neles. É por isso que ela não é preta — a centelha de luz incrustada na escuridão dá a ela uma tonalidade esfumaçada. Quando somos puxadas para esse vazio, até mesmo nossa busca pela libertação se desintegra.

A sombra de Dhumavati, que representa a escuridão da ignorância que nos oprime, pode persistir mesmo após um sadhana prolongado. Podemos continuar a não conhecer nossa verdadeira natureza porque estamos apegadas ao sattva que cultivamos. À medida que nos movemos para sua luz, as escrituras e os gurus são deixados para trás enquanto caímos incessantemente na autorreflexão, que é o caminho de não fazer nada.

A *arte de não fazer nada*

No vazio de Dhumavati, o I-Self, que era a base da vida, do trabalho e da família, não pode ser encontrado mesmo quando procuramos com cuidado. O "eu" desaparece no grande vazio e, em sua vastidão, tudo o que prezamos se dissolve no nada. À medida que o I-Self começa a se dissolver, ele procura um ponto de apoio — e, sem encontrar, começa a sentir dificuldade. Durante essa fase, não há nada que possamos fazer além de nos entregarmos ao vazio. Resistir causará mais atritos e dor. Se tivermos uma ideia fixa do que é o Autoconhecimento, resistiremos a essa fase, sobretudo se nossa expectativa for a de um estado de êxtase e alegria contínuos. O que sentimos está bem longe disso. Para se valer da graça de Dhumavati, é preciso abrir mão de cada expectativa que criamos a respeito do despertar.

Quando finalmente cedemos, Dhumavati se acalma — ela organiza nossas circunstâncias de vida para que consigamos superar essa fase sem sermos consumidas no breu do vazio. No meu caso, o vazio tornou-se tão avassalador que cogitei pedir demissão do meu emprego. Em vez disso, concederam-me um mês sabático. Livre de responsabilidades e listas de afazeres urgentes, passei o mês sentada, imóvel e em silêncio — e era exatamente dessa autorreflexão que eu precisava. No final desse período, a inércia havia desaparecido. Voltei ao trabalho renovada, pois o breu do vazio disforme começou a se moldar. A vida voltou a ser colorida e alegre. A motivação e o interesse pela vida retornaram, com clareza, criatividade e alegria cada vez maiores. De todas as mahavidyas, Dhumavati nos mostra que ela não é uma força a ser transcendida — é uma força para a qual precisamos nos entregar. E o caminho para se entregar é não fazer nada.

Testemunhar: o precursor do conhecimento

O surgimento da testemunha é um dos muitos pontos de virada no caminho espiritual, que é uma necessidade crítica para a autoinvestigação e, por fim, a entrega ao vazio de Dhumavati. Para que nossa investigação seja eficaz, precisamos ser capazes de olhar para nossos pensamentos e crenças sem julgamentos. Isso é testemunhar, ou seja, nos distanciarmos de nossas experiências para observarmos enquanto elas acontecem. A maneira mais eficaz de cultivar o testemunho é se comprometendo com a prática de meditação. Quando observamos a respiração ou um mantra à medida que surge e desaparece, percebemos que é possível observar nossos pensamentos e ações à medida que surgem no cotidiano.

A peneira de triagem de Dhumavati simboliza a distinção entre a testemunha e a experiência. A testemunha é o trigo e a experiência é o joio. Quando Dhumavati revela a criação, a testemunha se separa da experiência — o sujeito se separa dos objetos que experimenta, dando origem ao "eu" e ao "outro". O I-Self separado e limitado é considerado o sujeito, substituindo Shiva, que representa a testemunha imutável e eterna que é o sujeito de toda experiência. Nós nos consideramos, de forma equivocada, como o sujeito limitado — o I-Self que é criado e sustentado no tempo e no espaço. O primeiro marco importante no sadhana é criar uma diferenciação clara entre sujeito e objeto, cultivando a testemunha. O joio deve ser primeiro separado do trigo para que então seja possível perceber que eles nunca foram de fato separados.

À medida que aprendemos a nos distanciar da experiência, vemos que nossos corpos, mente, percepções sensoriais, pensamentos e emoções surgem e desaparecem ao testemunhar a percepção-consciente. Com o tempo, há uma mudança gradual de identidade em que deixamos de ser o I-Self e passamos a ser a testemunha da percepção-consciente. Então, devemos seguir o conselho dos sábios e parar de fazer, o que significa que precisamos parar de manipular as experiências que surgem.

Permanecendo quietas, permitimos que todos os pensamentos, emoções, reações e histórias surjam e sejam como são. Em vez de nos envolvermos com a história associada ao surgimento, simplesmente a notamos. Não fazemos nada para afastar o pensamento ou a emoção, mas permitimos que sua energia venha à tona com tudo. Não recorremos a mantras, desvios de atenção ou redirecionamento de experiências. Estudamos o Self dessa maneira radical — o que permanece imutável nessa experiência?

Quando cultivada dessa forma, a testemunha abre espaço para a autor-reflexão, onde somos engolidas pelas profundezas de Dhumavati e o joio e o trigo viram um só — não há separação entre sujeito e objeto. Quando não fazemos nada para manipular a experiência, somos apresentadas à verdadeira natureza da experiência — ela não está dissociada do ato de testemunhar a percepção-consciente. Percebemos que quem somos não se dissocia de nossas sombras e nossa luz.

Unindo nossas sombras e luz

Dhumavati representa tanto a escuridão da ignorância quanto do autoconhecimento. Como a peneira em que segura o joio junto com as impurezas de pedras e sujeira, mantém ambos os aspectos desse breu dentro de si.

Quando reconhecemos o vazio do autoconhecimento, muitas vezes sofremos a tentação de continuar ali e não nos empenharmos na vida. A quietude absoluta do vazio pode nos atrair para suas garras profundas e irresistíveis. Podemos afundar no niilismo, vendo o mundo como uma ilusão inexistente, todo nosso amor, compaixão e criatividade drenados.

Permanecer no vazio pode ser mais fácil do que enfrentar nossas sombras remanescentes, levando ao desvio espiritual (que veremos no Capítulo 12). No entanto, Dhumavati não aceita nada disso, e traz à tona todos os nossos problemas não resolvidos. Seu propósito ao insistir que processemos e abracemos totalmente nossas sombras é nos ajudar a superar todos os resquícios de separação do Divino. Implacável com a resistência às nossas sombras, ela nos obriga a perceber que tanto a sombra quanto a luz surgem da mesma fonte. A preferência da luz sobre a sombra não é o caminho de Shakti. Nem mergulhar no niilismo nem se dissociar da vida são bons caminhos — tudo deve ser avaliado da mesma forma, como o Divino.

O *maior siddhi*

Dhumavati é a mais incompreendida das mahavidyas. Como a forma sombria de Shakti, ela é geralmente adorada por conquistar siddhis — poderes sobrenaturais. Aspirantes realizam austeridades em noites sem lua em cemitérios e mausoléus para obter poderes sobrenaturais. Por essa razão, ela não é adorada na cultura comum e é considerada o oposto de Lakshmi, a deusa radiante da abundância e da beleza.

O tantra é único em sua igual aceitação do belo e do depravado. Como um caminho de alquimia interior, o tantra vê nossas sombras como ferramentas valiosas para a descoberta de nossa luz. Ele catalisa com amor a conversão em pureza e doçura de tudo o que consideramos impuro e indesejado dentro de nós — mas não por meio de esforço e manipulação. Isso só acontece quando nos entregamos por completo. Quando conseguimos permitir que nossas experiências ocorram sem tentar manipulá-las ou transformá-las naquilo que queremos, o não fazer torna-se cada vez mais fácil. Aprendemos a ser ativas e engajadas no mundo, sem fazer absolutamente nada. A parte de nós que se identifica com o fazer entra em repouso — as coisas acontecem mesmo que não haja aquela que faz e aquela que desfruta.

É na adoração de Dhumavati que as três iogas — bhakti, jnana e carma — se reúnem. A cada momento, entregamo-nos ao que de fato é, e não o vemos como diferente de nossa verdadeira natureza. Assim, servimos ao todo por meio de nossas ações. O tantra nos mostra que a libertação não é apenas transcender nossas sombras, mas abraçá-las. Nesse abraço íntimo, as sombras que tentamos afastar com desespero e contra as quais resistimos se transformam. Pela graça da autorreflexão de Dhumavati, a escuridão de nossas limitações se transforma em uma abundância feliz. Esse é o maior siddhi.

EXERCÍCIO: Passando da sombra para a luz — quem é você de verdade?

Neste exercício, você descobrirá sua verdadeira identidade, o que possibilitará a prática da autorreflexão.

❋ Tire de quinze a trinta minutos para você, livre de perturbações. Sente-se confortavelmente em uma cadeira, com os dois pés apoiados no chão e as mãos no colo. Mantenha um diário e uma caneta ao seu lado. Feche os olhos devagar. Respire fundo algumas vezes. Relaxe o corpo, usando a respiração para derreter a tensão em qualquer parte que esteja rígida ou tensa. Agora solte o ar. Sente-se com uma atitude aberta e curiosa.

❋ Visualize a forma austera de Dhumavati. Peça a orientação dela.

❋ Quem é você? Anote tudo o que define você.

❋ Quem é você sem seus gostos e desgostos, sua história e família, seus eventos passados e sonhos futuros? Descasque cada camada, sentando-se em silêncio e permitindo que a quietude a guie.

❋ Preste atenção no seu sentido de "eu", sem acrescentar histórias ou rótulos. Você pode sentir como se o "eu" estivesse em seu corpo. Em caso afirmativo, tente localizá-lo. Olhe atentamente para a sua mão direita. O seu "eu" está nela? Se sua mão tivesse que ser amputada, seu "eu" ainda estaria intacto? Feche os olhos e examine seu corpo. Em que parte do seu corpo seu "eu" pode ser encontrado? É no seu fígado? Baço? Cérebro?

❋ O seu "eu" está em seus pensamentos? Emoções? Pensamentos e emoções vêm e vão. Observe que seu "eu" permanece imutável. Está sempre aqui.

❋ Permaneça com o "eu", observando que todos os rótulos vêm e vão como pensamentos, e ainda assim você permanece como o sujeito imutável. Você, como o "eu", é a percepção-consciente na qual o corpo, os pensamentos e as emoções surgem e desaparecem. Você, como percepção-consciente, é o Self vasto e ilimitado.

O exercício acima nos mostra que quem somos não pode ser encontrado em nosso corpo ou em nossa mente. Com contemplação e investigação repetidas, conseguimos ver que quem somos é aquilo que origina o corpo e a mente.

EXERCÍCIO: Investigação não dual sobre o papel de Dhumavati na criação — o vazio do sono profundo

Ao contrário dos estados de despertar ou sonho, não há objetos aparentes quando testemunhamos a percepção-consciente durante o sono profundo. Passamos do estado de sonho para o sono profundo, período de profunda consciência sem objetos, que é seguido pelo surgimento de objetos quando sonhamos ou acordamos. Como não existe um "eu" que saiba o que se passa no sono profundo, essa indagação não pode ser feita durante o sono! Comece com o exercício para abrir o coração (Capítulo 2).

* Pense em uma ocasião em que tenha acordado descansada. Você sentiu que deixou de existir quando não estava sonhando ou acordada?

* Se você não estivesse presente, quem reconheceria o estado de despertar quando ele surgiu?

* Se você deixasse de existir, teria outra identidade ao acordar, diferente daquela que foi dormir. Esta é a sua experiência direta?

A partir dessa indagação, vemos que não acordamos com uma nova identidade. Apesar de não vivenciarmos nossos corpos, pensamentos ou emoções em sono profundo, nossa identidade como "eu" continuou a existir de todo modo. Isso nos diz que quem somos não depende dos objetos do corpo ou da mente.

O sono profundo não é a única forma de acessar a percepção-consciente sem objetos. Os momentos de silêncio entre um pensamento e outro é o vazio em que testemunhamos a percepção-consciente sem objetos. Nesse espaço, Dhumavati consumiu o pensamento anterior em seu vazio escuro e ainda não liberou o próximo. Essa lacuna silenciosa ocorre de forma natural ao longo do dia. Se permanecemos nela, podemos experimentar o poder de seu vazio que nos leva a turiya, o estado apátrida.

Compreendendo Dhumavati

O sadhana de Dhumavati revela o vazio no qual nossas sombras se reconciliam com nossa luz. Nas profundezas de seu vazio escuro, passamos a ver que a percepção-consciente, que é nossa verdadeira natureza, é também a natureza de tudo que surge nela. Após prestar homenagem a ela no abismo, saímos de suas profundezas transformadas e versadas na arte do não fazer. Nesse ponto, o caminho das mahavidyas faz uma curva acentuada. Dhumavati nos ensinou a permanecer como percepção-consciente, o Self, e desse ponto de vista, nossas sombras remanescentes são bem-vindas em nosso abraço amoroso.

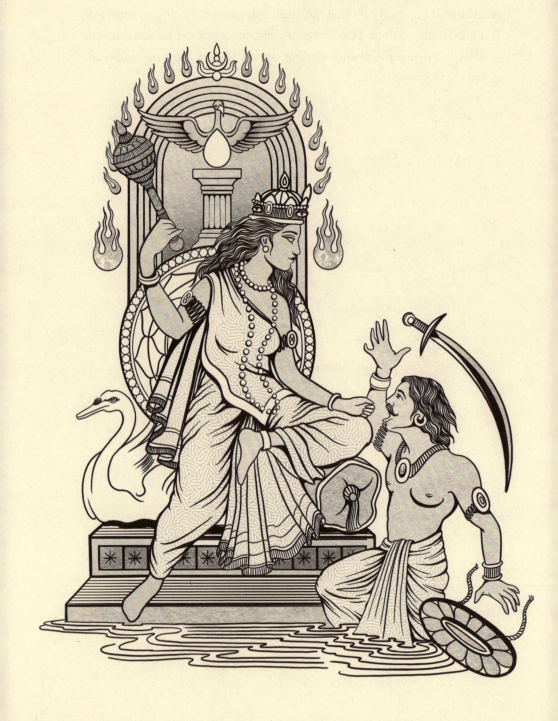

CAPÍTULO 10

BAGALAMUKHI

A luz de Bagalamukhi é a pureza, um dos niyamas dos *Ioga Sutras*. Silencia seu aspecto sombrio de desordem e nos abre para a sequência constante de milagres que compõem o fluxo de nossa vida.

Como o poder da quietude do Divino, Bagalamukhi determina o destino até mesmo da menor partícula da criação. Cada golpe de sua clava ressoa por todo o cosmos, as ondas de impacto ondulando através de toda criatura e objeto. O efeito da pancada não poupa nada nem ninguém: ficamos todos em silêncio, desorientados.

O simbolismo de Bagalamukhi

Seu nome deriva de "freio" ou "rédea". Ela segura as rédeas da criação, controlando seu destino a cada momento.

Pele: de tez dourada, ela irradia uma aura dourada brilhante, que revela o poder ofuscante da quietude.

Trono: ela se senta em um trono dourado com a face de um cisne, simbolizando o poder do silêncio para discernir entre o real e o irreal.

Ferramentas: em uma mão, empunha uma clava ornamentada pronta para desferir seu golpe. Na outra, segura seu alvo — a língua de um homem.

Oponente: um homem ajoelhado ao lado dela, com os olhos arregalados de terror. Ela agarra sua língua estendida. Em transe, ele parece estar, ao mesmo tempo, fascinado e com medo do que está prestes a acontecer. A teia da criação mudará para sempre seu ritmo e direção quando a clava de Bagalamukhi encontrar a língua dele, pois esse homem representa a confusão da criação e a clava dela representa o poder do Divino para acalmar a expressão.

Traje: as vestes douradas brilham com intensidade, mas isso é momentâneo. Quando a clava atinge a língua de seu oponente, as roupas de Bagalamukhi ficam pálidas, voltando a brilhar quando ela se prepara para desferir o próximo golpe.

Expressão: seus três olhos denotam seu estado de eterno despertar e estão cheios de solene compaixão. Há um sorriso doce em seus lábios que nos assegura de suas boas intenções.

Sua presença: aqui, neste momento atemporal, a criação é mantida em suspense. Kali interrompe sua dança e Tara aumenta o tom de seu AUM. A criação está momentaneamente suspensa no meio da ação, aguardando o golpe que está por vir. O próximo passo de Kali depende disso. Qual será o ritmo? Que direção o cosmos tomará? Que formas surgirão da vontade-conhecimento-ação divina? Sundari pisca, o terceiro olho de Bhuvaneshwari se abre, o mala de Bhairavi avança, a ferida aberta no pescoço de Chinnamasta para de jorrar e Dhumavati se prepara para receber a criação em suas profundezas escuras. Como um rio que tem o curso repentinamente bloqueado por uma represa, a pressão aumenta a partir da energia acumulada, ameaçando transbordar. A energia reserva será liberada de maneiras totalmente novas quando a clava de Bagalamukhi atacar — o destino da criação mudará.

EXERCÍCIO: Contemplando Bagalamukhi

Visualize Bagalamukhi em sua mente. É capaz de permitir que a clava dela atinja sua língua? O que isso faria com sua capacidade de se expressar? Se a clava de Bagalamukhi acalmasse a tagarelice em sua mente, que palavras você usaria para descrever a si mesma ou sua experiência?

O papel de Bagalamukhi na criação

Bagalamukhi representa as incontáveis pausas invisíveis que determinam o curso da criação. À medida que a criação se desenrola, existem infinitas possibilidades em cada etapa. A conclusão de cada ciclo de vontade-conhecimento-ação é seguida por uma pausa silenciosa que determina o próximo. Por exemplo, muitos dizem que um determinado tipo de macaco resolveu, dentre as várias opções que tinha, ficar de pé e andar com o corpo ereto: o macaco poderia ter continuado de quatro, regredido para outra forma ou entrado em extinção. Na etapa da criação, um curso específico foi traçado e resultou na cascata de eventos que nos trouxeram ao momento presente. O poder de acalmar de Bagalamukhi dá possibilidades infinitas de criação a qualquer momento.

A presença de Bagalamukhi em nossos corpos

Bagalamukhi é o silêncio radiante da observação da percepção-consciente, ou turiya, em que todos os fenômenos surgem. É o silêncio e a brilhante lucidez que pode ser acessada com facilidade nos espaços entre um pensamento e outro, entre escolha e ação, entre sono e despertar, entre o fim de uma ação e o início de uma nova, entre a inspiração e a expiração, entre a sensação e a cognição.

Existem infinitas possibilidades nessa lacuna atemporal. No entanto, como nossos hábitos de pensamento e ação estão enraizados, inevitavelmente acabamos por escolher o próximo passo com base em nossos gostos e desgostos. É por isso que precisamos da clava de Bagalamukhi para acalmar nossos padrões habituais e nos abrir para outras possibilidades.

Os cinco invólucros

A clava de Bagalamukhi nos abre para a quietude na qual podemos testemunhar as muitas limitações que obscurecem as diversas camadas do Self. Sua quietude permite que nos dispamos dessas camadas, como quando descascamos uma cebola.[23] O I-Self assume, nessas cinco camadas, formas baseadas nas obstruções que compõem os granthis:

❋ **Invólucro físico:** é o nosso corpo denso, feito de carne e osso, que é sustentado pelo alimento que ingerimos. As questões que precisamos resolver dentro desse invólucro estão relacionadas ao Brahma granthi, os chacras inferiores que se concentram no conforto físico e nos prazeres.

❋ **Invólucro de energia:** nosso corpo físico é movido por energia, que consiste em prana que percorre os inúmeros nadis. Esses nadis se fundem nos chacras. O invólucro de energia é fortemente influenciado por nossa atividade mental.

❋ **Invólucro da mente:** tanto o invólucro de energia quanto o invólucro da mente se estabelecem através das experiências da infância, que determinam como processamos nossos pensamentos, emoções e memórias. O I-Self é sustentado pelas validações e justificativas que surgem do Vishnu granthi, que influencia os invólucros de energia, da mente e do intelecto.

❋ **Invólucro do intelecto:** é o invólucro da sabedoria que fundamenta a mente pensante. É aqui que conhecemos, julgamos, decidimos, escolhemos e discriminamos entre o bom e o mau, o útil e o inútil. Esse invólucro é como experimentamos nosso estado de ser — a natureza básica de estar vivo. O intelecto é obscurecido com facilidade pela mente pensante, contaminado pela nossa busca de validação que manipula toda a experiência. O invólucro do intelecto, capaz de sabedoria e discernimento superior, corresponde ao Rudra granthi.

❋ **Felicidade:** é o corpo causal no qual residem as sementes dos vasanas — é o vazio de Dhumavati que é acessado no sono profundo. Esse estado sem objeto é, em sua essência, de felicidade e paz, mas cobre nossa verdadeira natureza como ignorância.

O sadhana das mahavidyas nos abre, de forma sequencial, para a luz de cada deusa: Kali nos catapulta de sua sombra do tempo linear para o eterno Agora, abrindo-nos para a vibração primitiva de Tara, o Ser. A descoberta dessa vibração nos leva ao não apego — somos gradualmente libertadas da sombra do desejo obsessivo e mal aplicado de Sundari, que por sua vez nos leva à luz da entrega de Bhuvaneshwari e ao florescimento da graça da perseverança em ação de Bhairavi. A luz coletiva da vontade-conhecimento-ação nos leva ao brahmacharya de Chinnamasta. Dhumavati então nos envolve em autorreflexão, arrastando-nos para o vazio.

Bagalamukhi é a quietude e o silêncio do vazio que nos abre para turiya, ou a observação da percepção-consciente dentro da qual aparecem os três corpos, os três granthis e os cinco invólucros. Sua clava acalma nosso sadhana para que possamos discernir o que devemos fazer para remover as camadas que parecem obscurecer turiya. Isso nos ajuda a enxergar as obstruções em nosso caminho que surgem como sua sombra de desordem.

A sombra de Bagalamukhi: desordem mental

Costumamos pensar no ato de falar como a produção de sons pelo complexo cérebro-cordas vocais-aparelho respiratório. No tantra, a fala refere-se a todas as formas de expressão, incluindo o processo de formação de um pensamento. Em geral, existem dois tipos de pensamentos: funcionais e blá-blá. Pesquisas recentes em neurociência demonstram que pensamentos funcionais e blá-blá surgem de duas redes diferentes no cérebro.

Os pensamentos funcionais surgem de áreas do cérebro conhecidas como rede positiva à tarefa. Referem-se a pensamentos relacionados ao planejamento e organização. Nesses pensamentos, o invólucro do intelecto está relativamente limpo. Os pensamentos funcionais não giram em torno do I-Self e tendem a ser neutros e equilibrados, resultando em ação intencional. Por exemplo, se você está planejando uma festa de aniversário, calcula o número de pessoas que comparecerão e planeja a comida, as decorações, lembrancinhas e o entretenimento. Os pensamentos envolvidos nesse processo são reais e práticos.

Por outro lado, o padrão do cérebro é pensar em blá-blá quando não estamos envolvidos em atividades que tenham um propósito. Esses pensamentos surgem do que é hoje chamado de rede de modo padrão.[24] Eles não têm propósito e não resultam em ações significativas. São os pensamentos que resultam em ruminação constante, começando no momento em que acordamos e terminando apenas quando adormecemos. Estão relacionados com a memória e a repetição de eventos passados, ou preocupação e ansiedade com o futuro. Orbitam em torno de validar e justificar o I-Self, o que nós ou os outros deveríamos ter feito ou deveríamos fazer, e qual teria de ser ou teria de ter sido o resultado dessas ações. São os "e se" e os "espero que não" que não têm relevância para o momento presente. Quando esses pensamentos estão ativos, o invólucro do intelecto é obscurecido pela memória e nosso julgamento é maculado, pois eles são a manifestação dos gostos e desgostos que surgem dos vasanas no corpo causal.

Os pensamentos blá-blá são responsáveis por todo o nosso sofrimento e ansiedade — eles são o ponto culminante das sombras das mahavidyas.

Projetam-se para o passado ou futuro por influência da sombra de Kali e giram em torno dos rótulos e conceitos com os quais nos definimos, que é a sombra de Tara. Esses rótulos dão origem a uma sensação de falta que, por sua vez, origina a sombra de desejo e vontade obsessiva de Sundari. O desejo obsessivo que sustenta a sensação de falta do I-Self faz com que nos sintamos constrangidas pela manifestação da sombra de Bhuvaneshwari. Ao obscurecer o intelecto, os pensamentos blá-blá nos impedem de agir com intenção e nos mergulham na sombra da inércia de Bhairavi. A sombra de Chinnamasta nos torna viciadas na atividade incessante de tais pensamentos, e nos desconectamos do Divino, sendo puxadas para a sombra de Dhumavati e ignorando nossa verdadeira natureza. A confusão de pensamentos blá-blá dentre nossos cinco invólucros é a sombra iminente de Bagalamukhi. São representados pelo inimigo dela — e a deusa golpeia a língua simbólica dele para acalmar a atividade de nossos cinco invólucros e nos permitir acordar para a pureza do silêncio.

EXERCÍCIO: Pensamentos blá-blá

Observe seus pensamentos blá-blá durante o dia. O que estão dizendo? Anote sua observação das sombras das mahavidyas em seus pensamentos blá-blá. Você consegue detectar as sombras de julgamento de Kali e a sombra de comparação do desejo de Sundari por algo?

Confundindo a testemunha

À medida que nosso sadhana progride, testemunhar nos permite ver que não somos nem o corpo nem certos aspectos da mente, como memória, pensamentos ou emoções. No entanto, podemos sentir que a testemunha tem funções mais sutis, como desejos superiores, intuição, a capacidade de gerar criação, a capacidade de fazer a criação se comportar de determinadas maneiras ou a capacidade de possuir outros poderes especiais. Mas, ao olharmos de perto, notamos que essas funções são propriedades da mente. Atribuímos essas propriedades à testemunha porque, quando começamos a investigação, ela pode parecer uma versão maior e melhor da mente. Tendemos a pensar na testemunha como uma supermente com qualidades de super-herói.

Porém, não há atributos ao testemunhar a percepção-consciente, conforme descrito por Shiva nas imagens vívidas das mahavidyas. Todos os seus atributos são representados por Shakti. Ela simboliza todo o espectro de atributos dinâmicos — o denso e o sutil, o mundano e o espiritual, o depravado e o exaltado. Shiva é a testemunha sem atributos e Shakti é tudo o que surge nele. Ele é o oceano, e ela, as ondas que vêm e vão. No fim das contas, ambos não se separam. No entanto, quando chegamos a essa conclusão de não separação sem investigação sistemática, acabamos não entendendo e confundindo alguns conceitos. A não separação que surge da percepção-consciente só faz sentido *depois* que conseguimos enxergar que a percepção-consciente não tem propriedades.

A atribuição de propriedades à testemunha é comum no caminho espiritual — na ânsia de nos livrarmos de nosso sofrimento, paramos de perseguir objetos materiais e começamos a buscar objetos sutis. Em vez de querer dinheiro, relacionamentos ou fama, passamos a desejar mais dos atributos que designamos à testemunha. É como mover a bagunça de um cômodo da casa para outro. Esse dilema tão comum é conhecido como materialismo espiritual.[25]

Materialismo espiritual

Ansiamos, mais do que tudo, pela completude. Isso acontece porque o I-Self com o qual nos identificamos tem uma sensação inerente de falta, que nos leva a procurar por algo que nos complete de diversas formas. As questões que compõem nossos granthis particulares são a base para a busca por completude. Como vimos no capítulo anterior, nossos problemas se tornam mais sutis à medida que avançamos no caminho espiritual. A busca por objetos materiais pode diminuir quando descobrimos que eles não trazem felicidade permanente ou a sensação de realização. Quando não enxergamos completamente o I-Self, podemos, em nossa inocência, mudar a busca para objetos mais sutis, como ensinamentos espirituais, professores ou poderes supranormais.

Quando o desejo de conclusão do I-Self impulsiona a busca por objetos sutis, permanecemos presas nas sombras das mahavidyas. Por exemplo, podemos fazer aulas de ioga, mudar a maneira como nos comportamos e com quem nos relacionamos e aprender a falar a linguagem da espiritualidade. Mesmo que a intenção original de libertação tenha sido genuína, o I-Self tenta, furtivamente, encontrar a completude durante esse processo. Nossas motivações para a indagação e a devoção passam a centrar-se no autoaperfeiçoamento, e não na autorrealização (conforme detalhado no Capítulo 5). Nesse processo, o I-Self coleta um conjunto diferente de rótulos e conceitos a respeito dele. Em vez de materialistas materiais, nos tornamos materialistas espirituais.

Quando nos tornamos materialistas espirituais, baseamos nosso conhecimento sobre a libertação no que ela *deveria* ser. A *ideia* de libertação torna-se muito mais envolvente do que a própria libertação. Nosso interesse pode se voltar mais para a destreza intelectual desses ensinamentos e menos para a experiência direta. Permanecemos presas na sombra do autoengano de Tara, onde a busca nunca termina. Na verdade, podemos desistir de todas as outras identidades em detrimento de ser uma buscadora espiritual.

Manipulando a experiência

Quer sejamos materialistas materiais ou materialistas espirituais, nossa busca dá origem à manipulação da experiência insurgente. Quando estamos sempre atrás de dinheiro, relacionamentos ou fama, acreditamos que, se mudarmos nossa experiência atual para ter mais do que pensamos que precisamos, nos sentiremos completas. A mesma crença nos impulsiona em nossas buscas espirituais — continuamos a manipular *o que é* para o que pensamos que *deveria ser*.

Normalmente modificamos a experiência insurgente ao afastá-la e pensar em outra coisa (distração) ou colocá-la como a causa de nossas ações (escravidão). Por exemplo, se sentirmos que a ansiedade está dando as caras, podemos tentar fazer com que ela desapareça ao nos distrairmos com outros pensamentos ou colocar nela a culpa por sermos grossas com nosso filhos. No caminho espiritual, reunimos muitas outras técnicas para lidar com experiências insurgentes. Agora aprendemos um mantra, um exercício respiratório ou uma técnica de meditação e os aplicamos ao primeiro sinal de ansiedade — essas técnicas são efetivas para nos distrair do desconforto da ansiedade. Podemos até nos sentir tentadas a culpar nossos vasanas por nosso comportamento desagradável. Na realidade, nada mudou no que diz respeito a modificar *o que é* para o que pensamos que *deveria ser*. Somente as nossas técnicas mudaram, do material para o espiritual.

O materialismo espiritual vem à tona quando queremos fornecer uma experiência melhor para o I-Self em vez de tentarmos enxergar através dele. Em vez de despertar do sonho, tentamos torná-lo melhor. A clava de Bagalamukhi atordoa o fluxo do sonho, silenciando a expressão dos desejos que surgem dos cinco invólucros. Seu golpe acalma todas as modificações mentais *do que é*, induzindo uma perda de referência ao que *deveria ser*.

Bagalamukhi é frequentemente adorada para obter vitória em conflitos, como guerras, ações judiciais e outras situações contenciosas. No tantra, sua adoração é direcionada para conquistar um inimigo diferente — o barulho dos cinco invólucros que nos impedem de compreender o Self.

A luz de Bagalamukhi: pureza

Nos *Ioga Sutras*, o yama da pureza é considerado um pré-requisito essencial para o Autoconhecimento. A pureza pode referir-se a muitas coisas, incluindo a limpeza do corpo, do nosso espaço físico, ou da nossa dieta e estilo de vida, bem como a qualidade dos nossos pensamentos. A luz de pureza de Bagalamukhi nos obriga a organizar todas as áreas da vida.

Organizando a vida

Se examinarmos o conteúdo de nossos pensamentos blá-blá, podemos encontrar pistas surpreendentes sobre as áreas de nossas vidas que precisam ser organizadas. Essas áreas incluem nosso ambiente físico, nosso tempo e nossos relacionamentos.

> ❋ **Ambiente:** um espaço físico organizado dá uma sensação imediata de calma e diminui a atividade incessante do cérebro. Nossa incapacidade de abandonar objetos físicos que levam à desordem é a sombra de Bagalamukhi e reflete nosso estado mental. A incapacidade

de deixar de lado nossas mágoas e deslizes do passado geralmente corresponde a acumular e coletar objetos desnecessários que atravancam nosso espaço de vida.

* **Tempo:** não ter tempo suficiente para limpar reflete a necessidade de organizar o tempo. Se observarmos atentamente como gastamos nosso tempo, ficaremos surpresas ao ver quanto dele é desperdiçado fazendo coisas que não servem para nada — como assistir à televisão, navegar na Internet ou nas redes sociais ou engajar em discussões inúteis.

* **Relacionamentos:** um exame minucioso de onde gastamos nosso tempo nos fornece informações sobre o tipo de relacionamento que construímos e valorizamos. Passamos a ver quais relacionamentos precisam de nosso tempo e energia e de quais devemos abrir mão.

À medida que organizamos nossos espaços físicos, tempo e relacionamentos, começamos a entender como nossa mente funciona. Quando prestamos muita atenção ao conteúdo dos pensamentos blá-blá, vemos os aspectos de nossas mentes que precisam ser trabalhados.

Desobstruindo a mente

Quando sentimos o poder do golpe de silêncio de Bagalamukhi, recebemos o incrível dom de poder mudar o curso de nossa vida e sadhana. O golpe, que representa a lacuna momentânea entre escolha e ação, tem o poder de recalibrar nossos cinco invólucros e reprogramar nosso cérebro. No silêncio induzido pela pancada, passamos a desobstruir nossa mente de várias maneiras:

* **Desacelerando:** percebemos que os pensamentos blá-blá são alimentados por atividades agitadas e não param entre as tarefas ou entre a escolha e a ação. Aprendemos a desacelerar quando a força do silêncio entre dois fenômenos começa a permear nossas atividades diárias.

❋ **Finalizando tarefas:** entendendo que pontas soltas levam a mais pensamentos blá-blá e, após organizar nosso tempo, aprendemos a finalizar tarefas para que elas possam ser deixadas de lado.

❋ **Desenvolvendo o foco único:** quando examinamos nossos pensamentos blá-blá, vemos sua natureza — saltam de um pensamento para outro de maneira rápida, geralmente sem relação coerente entre eles. Quando aprendemos a nos concentrar em uma tarefa e em um pensamento de cada vez, a rede cerebral que produz esses pensamentos torna-se inativa.

❋ **Bhakti, jnana e carma ioga:** por meio da atitude de entrega, cultivamos a importante qualidade do desapego — paramos de nos preocupar com o resultado de nossas ações. A investigação cultiva a qualidade da discriminação entre a percepção-consciente e insurgir em percepção-consciente, o que fortalece a ligação entre o cérebro e os cinco invólucros.

A clava misericordiosa de Bagalamukhi acalma a expressão da desordem nos cinco invólucros e leva à pureza radical. Nesse ponto, ficamos cara a cara com o guru interior.

EXERCÍCIO: Organizar

Faça uma lista de todas as áreas da sua vida que precisam ser organizadas. Dedique uma página de seu diário a cada uma dessas áreas — ambiente, tempo, relacionamentos e mente. Em que você se apega na sua casa e espaço em que mora? Por quê? Você consegue identificar períodos do seu dia que são desperdiçados em atividades inúteis? Em quais relacionamentos você gasta seu tempo e energia? Aplique as atividades de organização da mente por algumas semanas e repita o exercício.

Descobrindo o guru interior

O desejo de ter um guru costuma ser a marca registrada do caminho espiritual. Nossa ansiedade por tal professor pode ser intensa, ansiando para que ele olhe em nossas profundezas e transmita seu conhecimento, de preferência instantaneamente. Quando encontramos o guru, podemos nos tornar totalmente dependentes dessa pessoa. Embora a devoção e o serviço ao guru sejam essenciais para o caminho espiritual, a sombra do materialismo espiritual de Bagalamukhi pode nos levar a confundirmos nossas motivações.

Em vez de se abrir para a verdade que o guru incorpora, a devoção e o serviço a ele ou ela podem se tornar o objetivo principal do caminho espiritual. Nosso I-Self, sempre em busca de validação, encontra novos caminhos para o autoaperfeiçoamento, como obter a aprovação do guru, subir na hierarquia do círculo espiritual, ser respeitado pelos outros no círculo e assim por diante. À sombra desse materialismo espiritual, o autoconhecimento permanece impreciso. Podemos adquirir a linguagem do autoconhecimento, tornar-nos adeptas das escrituras e até transmitir esses ensinamentos a outras pessoas sem que ele de fato se torne efetivo.

A clava de Bagalamukhi destrói as sombras das mahavidyas anteriores. O silêncio absoluto induzido por ela destrói os rótulos e conceitos que constituem o I-Self. Quando isso acontece, não dependemos mais de professores ou ensinamentos, embora os tenhamos em nossa mais alta consideração. Perceber a verdade que nossos gurus incorporam torna-se nossa maneira de adorá-los. Nossas agendas pessoais no relacionamento guru-discípulo se dissolvem no reconhecimento do Self em ambos.

Quando analisamos nosso caminho espiritual a partir desse prisma, percebemos que todos os gurus externos foram manifestados pelo guru interior — o Self. Vemos que nossa vida foi orquestrada de forma impecável para nos levar aos professores e ensinamentos necessários em cada etapa. Reconhecemos que todos com quem já interagimos foram gurus que nos ensinaram uma lição valiosa, embora não a tenhamos identificado na época. Percebemos que nossa vida é e sempre foi um fluxo constante de milagres.

Pureza em ação

A graça de Bagalamukhi nos leva a reconhecer a voz do guru interior, que fala em absoluto silêncio. Nossas lealdades mudam drasticamente após esse reconhecimento. Embora as práticas anteriores de bhakti, jnana e carma ioga fossem direcionadas a um ideal, guru ou ensinamento externo, elas agora são dedicadas a esse guru interior.

Paramos a todo instante para ouvir o silêncio de Bagalamukhi — como o guru interno é servido neste momento? Por meio da devoção inabalável a esse silêncio, nossos pensamentos e ações tornam-se purificados do I-Self egoísta. Os pensamentos blá-blá diminuem e acabam por ser eliminados. Nossas ações surgem da intenção de servir ao guru interior, o Self que une o todo. Nós despejamos nossos ciúmes, nossas comparações, nossos julgamentos e todas as dualidades que surgem do I-Self limitado por vasana a serviço do guru interior imaculado. O silêncio interior torna-se o modo de vida, permeando os três estados de vigília, sonho e sono profundo.

O dom de desaprender

No silêncio induzido por Bagalamukhi, procuramos o I-Self na experiência direta e não o encontramos. Sem referência contínua ao "eu", caímos no grande desconhecido. Finalmente livres do *deveria ser* que se faz perceber em relação ao passado e ao futuro, abrimo-nos para *o que é*. A tríade experienciador-experiência-experiente é substituída por *vivenciar*. Na percepção, há apenas o *perceber*. Mesmo quando surgem pensamentos blá-blá, são vistos do jeito que são: ondas do oceano. Não acreditamos mais neles. Estratégias sutis e agendas de autoaperfeiçoamento desaparecem quando a testemunha não é mais vista como tendo propriedades sutis. Não sentimos mais como se tivéssemos poderes especiais concedidos por nosso sadhana em comparação com os outros. Paramos de buscar posses sutis e nos rendemos ao processo de desaprender. Nessa visão direta, há absoluto desconhecimento e absoluta liberdade. A verdadeira adoração do tantra é a queda sem fim no desconhecido *o que é*. No esplendor dourado de Bagalamukhi, paramos de acumular conhecimento. Sua luz de pureza nos concede o maior dom de desaprender: a inocência.

EXERCÍCIO: Passando da sombra para a luz — cultivando a pureza

Samyama é uma prática avançada que reúne os três últimos braços da ioga, conforme elucidados nos *Ioga Sutras*: dharana (concentração), dhyana (meditação) e samadhi (absorção). Samyama é uma prática que faz a luz da consciência brilhar sobre os objetos da percepção, revelando sua verdadeira natureza. Conduz a pessoa a níveis cada vez mais elevados de desapego e discernimento, abrindo-se para prajna (sabedoria). Um certo grau de silêncio interior é necessário para que o samyama seja eficaz. Assim, praticar a meditação diariamente é essencial para cultivar a quietude necessária. A seguinte prática de samyama foi adaptada, com a devida permissão, das Práticas de Ioga Avançadas e utiliza nove sutras (palavras ou frases) que abrangem o amplo escopo do conhecimento: amor, radiância, unidade, saúde, força, abundância, sabedoria, sensualidade interior e akasha (leveza etérea).[26] À medida que nossa prática avança, o significado de cada uma delas nos abre para o Autoconhecimento.

* Reserve de cinco a dez minutos para samyama no final da prática de meditação.

* Comece sentando-se em silêncio por alguns momentos.

* Traga à tona o sentimento que a palavra "amor" evoca. "Toque" rapidamente o sentimento com sua percepção-consciente e volte a ficar imóvel. Espere cerca de quinze segundos e toque o sentimento de amor de novo. Após quinze segundos, toque o sentimento da palavra

"radiância". Repita cada sutra duas vezes com cerca de quinze segundos de intervalo (amor, radiância, unidade, saúde, força, abundância, sabedoria, sensualidade interior, akasha).

❋ Nesta prática, não contemplamos a palavra ou o significado dela. Nós "deixamos" o sentimento do sutra na quietude, permitindo que ele se expanda e irradie para fora. Quando abandonamos o conhecimento do sutra (seu significado), ele é amplificado e absorvido em silêncio e se manifesta em nosso cotidiano.

❋ À medida que nos estabelecemos nesta prática, toda a vida se torna um fluxo de samyama. Pensamentos, emoções e sentimento de agente são liberados na expansão do silêncio interior. Toda a vida se torna adoração e entrega.

EXERCÍCIO: Investigação não dual sobre o papel de Bagalamukhi na criação — a testemunha silenciosa

Este exercício de investigação não dual desconstrói os aspectos sutis do desejo e da causalidade que atribuímos ao testemunho da consciência. Com frequência, atribuímos qualidades sobre-humanas à testemunha, como a capacidade de causar surgimentos — na experiência direta, veremos que a testemunha não possui atributos intrínsecos. Comece com o exercício para abrir o coração (Capítulo 2). Você se colocará como testemunha da percepção-consciente.

❊ Pense em um desejo para que o universo seja de uma determinada maneira. Permita que ele se torne intenso.

❊ Se esse desejo estava embutido em sua natureza como testemunha da percepção-consciente, como surgiu? O que você era antes de ele surgir? Há momentos em que esse desejo não está presente? Você não está testemunhando a percepção-consciente em sua ausência?

Nesta investigação, vemos que o desejo surge ao testemunhar a percepção-consciente, permanece por um tempo e desaparece nela. A percepção-consciente não tem nenhum desejo inerente de que o mundo ou universo seja de uma maneira particular.

Agora vamos examinar a causalidade, que tende a ser uma questão profundamente enraizada para a maioria de nós. Podemos sentir como se a percepção-consciente surgisse de alguma outra coisa ou que ela cause o surgimento. Vamos dar uma olhada nessas duas questões. Comece com o exercício para abrir o coração.

❊ Quando experimentamos a causalidade, muitas vezes podemos observar como as coisas eram antes de um evento ocorrer. Você experimenta diretamente uma situação ou circunstância antes de testemunhar a percepção-consciente?

❊ Você experimenta, de forma direta, o ato de testemunhar a percepção-consciente nascendo? Se sim, como isso está acontecendo sem percepção-consciente? Sua experiência direta não está enraizada nisso?

Nesta investigação, vemos que não pode haver uma *causa* para a percepção-consciente, porque qualquer conhecimento disso deve acontecer nela. Vemos que nossa noção de causa relacionada à percepção-consciente é, por si só, algo que surge dela.

> ✳ Colocando-se como percepção-consciente, observe os pensamentos à medida que surgem. Dê ênfase em um deles — você vivenciou sua produção de forma direta *ao* testemunhar a percepção-consciente? Em caso afirmativo, como é a causalidade? Não é ela mesma um surgimento na percepção-consciente?

> ✳ Você pode prever um surgimento futuro? Se a percepção-consciente causa surgimentos, você, como percepção-consciente, deve ser capaz de causá-los. Consegue fazê-lo?

Nesta investigação, procuramos um vínculo causal entre a percepção-consciente e o surgimento, e não conseguimos encontrá-lo, exceto como um surgimento em si. Em nossa experiência direta, testemunhar a percepção-consciente não tem atributos de desejo ou causalidade. Aqui, o simbolismo das mahavidyas começa a fazer sentido — Shiva ainda está testemunhando a percepção-consciente sem atributos, enquanto Shakti assume a forma de todos os surgimentos, incluindo o desejo e a causalidade que atribuímos a ele.

Compreendendo Bagalamukhi

No silêncio radiante evocado pela clava de Bagalamukhi, reconhecemos o guru interior e abandonamos todos os resquícios do materialismo. Seu sadhana nos leva ao ponto de queda livre, onde cada experiência, memória, conceito e ideia é conhecido como um surgimento ao testemunharmos a percepção-consciente. Quando conseguimos chegar ao que é, nós nos abrimos para nossa própria vulnerabilidade de não saber o que deveria ser. Quanto mais nos entregamos à insegurança do não saber, mais segurança passamos a sentir. Enfim, livres do que deveria ser, vemos que todas as nossas sombras, nossas circunstâncias de vida, nosso passado e nossos anseios estão impregnados da beleza do Self. Nossa vida se torna mágica, infundida pelo silêncio radiante de Bagalamukhi.

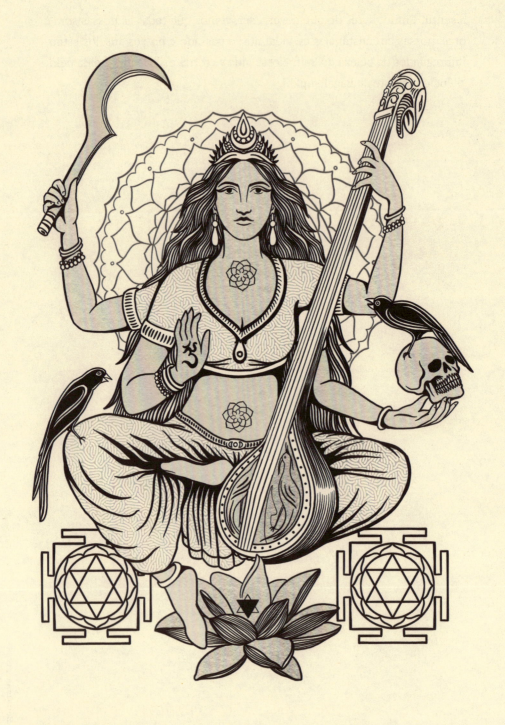

CAPÍTULO 11

MATANGI

O aspecto de sombra de Matangi atribui verdade objetiva à linguagem que usamos para falar de objetos, pessoas e processos, prendendo-nos a experiências passivas. Sua luz é a de não roubo, um dos yamas dos *Ioga Sutras*, que nos liberta das limitações da linguagem e nos desperta para nossa verdadeira natureza que não pode ser definida em palavras.

Matangi simboliza o poder referencial da linguagem para separar criação e experiência em objetos e conceitos. A linguagem nasce de seus dedos que dedilham as cordas de seu vina, que então alimenta a separação de todos os objetos na criação.

O simbolismo de Matangi

O nome de Matangi é derivado de "matanga", que é o processo pelo qual a verdade não manifestada percebe a si mesma como Ser, e então é expressa por meio da linguagem. Ela simboliza a expressão externa da vibração primordial de Tara.

Pele: de cor verde esmeralda, sua pele brilha intensamente. O calor parece emanar de seu brilho.

Traje: Matangi está vestida de seda vermelha. Seus longos cabelos caem pelas costas, e a lua crescente que repousa sobre sua coroa de ouro simboliza o nascimento da forma.

Ferramentas: em uma de suas quatro mãos, empunha uma cimitarra ensanguentada para cortar o I-Self ao romper sua fixação na linguagem. Em outra, ela segura uma vina, um instrumento de cordas com haste longa que representa o sushumna e cordas que representam os nadis. A terceira mão forma um mudra que concede bênçãos, e a quarta embala uma caveira, simbolizando os vestígios do I-Self. Um papagaio está pousado no crânio que ela segura e outro está pousado em seu joelho. Os pássaros representam a dualidade, suas penas verdes contrastando com bicos vermelhos brilhantes. Olham para ela, prontos para repetir seu discurso.

Trono: Matangi está sentada em um trono adornado com joias e repousa os pés sobre um lótus vermelho, representando o corpo causal que dá origem à linguagem.

Expressão: seus olhos calmos transmitem serenidade e sabedoria, enquanto o sorriso gentil nos convida amorosamente a dar um fim a nosso sofrimento.

Sua presença: conforme ela dedilha a vina, objetos da criação surgem com os acordes e se dissolvem no silêncio. Seus papagaios imitam o som da vina para criar linguagem. No silêncio, objetos que se dissolveram são carregados por essa capacidade de eco da linguagem como memórias, sonhos e aspirações, medos e desastres, invenções e erros, crescimento e aniquilação. É assim que as formas de vida crescem e evoluem: os objetos são referidos em palavras e imagens numa expressão contundente de dualidade. Com o fim do ciclo vontade-saber-ação, a cimitarra de Matangi separa o objeto da palavra. Os pássaros acordam do transe. Livre das correntes da linguagem, a criação dança momentaneamente livre da dualidade. Com o início do próximo ciclo, o dedilhar da vina começa a ligar a criação ao transe da dualidade através da linguagem.

EXERCÍCIO: Contemplando Matangi

Contemple o simbolismo de Matangi. Qual é a importância da linguagem e da expressão em sua vida? Consegue visualizar uma situação na qual talvez não seja capaz de se expressar, mesmo estando totalmente ciente dos objetos? Como seria sua vida sem a linguagem?

O papel de Matangi na criação

Como vimos no Capítulo 4, a criação surge quando a vibração primitiva de Tara desce para a matéria física. Ao fazê-lo, essa luz incolor torna-se colorida, como a luz que se dispersa através de um prisma. Matangi representa a *expressão* única de cada forma. Desde o Divino disforme, cada forma expressa sua singularidade — o canto de um pombo é diferente do de um tordo; uma rocha é diferente de uma árvore; o sol é diferente da lua.

Expressões de singularidade contribuem para uma sensação de separação. Expressamos nossa natureza única como crianças e passamos a nos ver de maneira separada de nossos pais e cuidadores. Apesar de termos os mesmos genes de nosso irmãos, nossos corpos e mentes serão diferentes com base em *como* esses genes são expressos.

Com o poder da expressão de Matangi, o Divino pode experimentar a si mesmo como muitos: a expressão cria diversidade a partir da unidade, porque, embora toda a criação seja feita da mesma verdade primitiva, seus objetos são separados pela forma *como* expressam essa verdade.

A presença de Matangi em nossos corpos

Dentro de nós, a expressão acontece através de *vak*, que significa "fala". Os níveis de vak correspondem aos estados de consciência:[27]

❋ **Paraa vak:** é a fala *não manifestada*, o Ser primordial. A fala neste nível turiya permanece no estado indiferenciado como mero potencial.

❋ **Pashyanti vak:** é a função *percebida* da fala, na qual o som não manifestado desceu em nosso corpo causal.

❋ **Madhyama vak:** a vibração primitiva do Ser desce através do corpo causal para o corpo sutil, onde se manifesta como pensamentos e imagens.

❋ **Vaikhari vak:** este é o discurso *articulado*. A expressão que surge dos corpos causal e sutil é articulada no mundo dos objetos densos.

Os estágios da fala surgem de turiya, o Self, ou percepção-consciente, que é o fundo silencioso que torna possível toda expressão. Permeando os três estágios da fala, turiya é Shiva, a observação da percepção-consciente na qual Shakti surge e se dissolve como os objetos do mundo e da mente. Turiya, nossa verdadeira natureza, permanece oculta à vista de todos porque nossa atenção está fixada nos objetos densos e sutis do mundo e da mente, sendo expressos através da fala em vários níveis. Essa fixação é possibilitada pela sombra da objetividade da linguagem de Matangi.

A sombra de Matangi: objetividade da linguagem

Vontade, conhecimento e ação produzem objetos que surgem em nossa experiência e parecem causar a linguagem que os transmite. É como se uma cadeira nos fizesse chamá-la assim. Um sofá ou uma geladeira nos levam a usar os artigos "o" e "a". Nomes como "Sam" e "Mary" evocam imagens mentais de pessoas específicas, pois temos certeza de que os nomes devem se referir a elas. Ao atribuir essa certeza à relação objeto-palavra, tomamos a linguagem de forma literal. Assim, passamos a pensar a linguagem como a forma absoluta e objetiva de representar a experiência.

Objetividade da verdade

Quando éramos crianças, não tínhamos conceitos formados acerca dos objetos. Por exemplo, quando olhávamos para uma flor, ela era simplesmente uma forma colorida que nos maravilhava. Depois que aprendemos que aquelas combinações de cores e formas são conhecidas como "flores", começamos a usar a palavra para nos referir ao objeto. À medida que esse relacionamento se estabeleceu em nossa mente, ele assumiu a forma de verdade absoluta. Associar um objeto à palavra a que ele se refere torna-se nossa segunda natureza e assume a forma de certeza.

No entanto, essa certeza ocorre por meio do plágio, que é definido como pegar o trabalho ou as ideias de outra pessoa e fazê-las se passarem por nossas. A maneira como associamos objetos a palavras torna-se nossa verdade porque aprendemos esses rótulos com nossos cuidadores e colegas. Ao aplicar rótulos à nossa experiência como nossos próprios conceitos, plagiamos o que nos foi ensinado, pois esse conceito não era nosso ao nascermos.

Aprendemos a associar rótulos não apenas aos objetos do mundo, mas também a nós mesmas. Através da linguagem, solidificamos ideias, conceitos e regras, usando-os para nos descrever com verdades absolutas. A crença que temos neles leva aos nossos gostos e desgostos, que constituem nossos vasanas. Por exemplo, se alguém me chamasse de "burra", eu poderia ficar irritada caso me associasse à palavra "inteligente". Relações objeto-palavra como essas são estabelecidas como vasanas na forma não expressa. Eu não gosto de burra e gosto de inteligente, e quando a fala não expressa no corpo causal reflete no corpo sutil, transforma meu vasana burra-inteligente em uma imagem. Eu me considero inteligente, e a palavra "burra" contradiz essa imagem. Isso resulta em raiva ou irritação. Meus gostos e desgostos atribuem rótulos a quem penso que sou — eles se tornam minha identidade, o I-Self. O I-Self é fortalecido por meio desse poder de se referir a objetos.

Objetividade dos rótulos

Quando aprendemos a associar um objeto a uma palavra, as sensações vívidas que originalmente surgiram ao experimentar o objeto diminuem. Como o I-Self é feito de rótulos baseados na linguagem, ele rouba a vivacidade da sensação. Ele se esforça para se manter vivo pelo rótulo que associa à sensação. Por exemplo, a pura sensação do que chamamos de raiva pode ser tão avassaladora que o I-Self a torna mais manejável por meio de rótulos e narrativas. Ao pensar *estou com raiva*, a poderosa sensação de raiva fica ligada ao "eu". Perdemos a capacidade de sentir a vivacidade da energia da raiva. É o I-Self roubando a sensação para alimentar sua própria existência. Contar histórias mantém o eu vivo porque toda história gira em torno de si mesma.

Rotular uma experiência reduz, assim, seu poder, que é então transferido para o I-Self. Ao associar a palavra ao I-Self, a sombra de objetividade de Matangi faz com que evitemos a verdade de nossa experiência. Em cada caso, usamos o poder da associação objeto-palavra para manter o I-Self, sem parar para experimentar o surgimento sem a restrição da linguagem e dos rótulos. Dentro dessa sombra, o I-Self explora os surgimentos, buscando situações, emoções e relacionamentos prazerosos de palavras-objetos e afastando os dolorosos.

Linguagem e separação

Quando tomamos o que percebemos como verdade absoluta e como uma sabedoria final e definitiva, nós nos conectamos aos outros, ou entramos em conflito com eles, com base no fato de nossas definições coincidirem ou divergirem. Vivemos atritos diários naquilo que percebemos como verdades absolutas nos outros que propagam nosso próprio sofrimento. Quando minha definição de verdade difere da sua, ela se torna a base do meu conflito com você. Qualquer verdade respaldada em imagens, como ser democrata, ativista, vegetariano, cristão, negro ou europeu, pode se tornar a base para a separação. Quando não conseguimos convencer os outros de nossa verdade com base na associação particular de objeto-palavra, entramos em guerra com eles. Nas agonias da separação, usamos o poder da linguagem como munição para criar e perpetuar o conflito.

A linguagem e a expressão também têm o surpreendente poder de nos unir em grupos e tribos. Se uma determinada associação objeto-palavra soa verdadeira para você e para mim, nós nos tornamos parte de uma tribo. Nesse vínculo, o I-Self é validado e propagado. Nosso propósito comum solidifica ainda mais nossa identidade à medida que validamos uns aos outros. O poder da linguagem em grupos e tribos cria muros de separação maiores — em vez de ser eu contra os outros, encontramos conforto em sermos nós contra eles.

A sombra de Matangi perpetua as sombras de todas as outras mahavidyas. Por meio do sentido de separação criado pela linguagem, recorremos à sombra da violência de Kali na forma de comparação e julgamento, que por sua vez nos faz sentir validadas pela sombra de Tara. Ficamos sob a sombra da obsessão de Sundari como nossa versão da verdade. Ao nos encaixarmos nessa versão da verdade, somos limitadas pela sombra de Bhuvaneshwari, que lança sobre nós o grande peso da inércia, a sombra de Bhairavi. Nós nos viciamos nessa versão da realidade como a sombra de Chinnamasta, que nos arrasta para o vazio da ignorância de Dhumavati. A ignorância é promovida pela ideia da verdade, que desordena o Self, a sombra de Bagalamukhi.

EXERCÍCIO: Rótulos

Contemple os rótulos que você usa para definir a si mesma e a alguém que a incomoda. Com que precisão essa pessoa corresponde a quem você e ela são? Pense em uma situação em que você não conseguiu rotulá-la. Nada mudou no comportamento da pessoa — você só perdeu a capacidade de chamá-la de boa ou de ruim. Como você se relacionaria com essa pessoa agora?

A luz de Matangi: não roubar

Não roubar é um dos yamas dos *Ioga Sutras*, e é uma qualidade necessária para a compreensão do Self. Refere-se a muito mais do que se abster de roubar objetos físicos ou ideias e conceitos protegidos por patentes e direitos de propriedade intelectual. A lição essencial de Matangi é que nenhuma palavra pode capturar uma experiência que surge. Quando estamos sob a sua luz do não roubo, percebemos que uma palavra que se refere a um objeto é um surgimento por si só. Tanto o objeto quanto a palavra são surgimentos e, além disso, nenhum surgimento pode causar outro surgimento: um objeto não causa seu rótulo e um rótulo não pode causar seu objeto.

Tudo surge, permanece por um tempo e desaparece na percepção-consciente. Tanto o objeto quanto a palavra só podem se referir à percepção-consciente, e não um ao outro. Com a perda dessa associação objeto-palavra, ganhamos total liberdade de nossa noção de causalidade: passamos a ver que não há ligação causal entre o que aconteceu no passado e como nos sentimos agora. Paramos de depender dos surgimentos para manter nossa identidade e nos libertar do carma.

Não roubo radical

A associação de um surgimento com uma palavra requer gastar nossa energia vital, ou prana. No corpo sutil, o prana é usado para a conversão de paraa em pashyanti, madhyama e vaikhari vak por meio da associação de nossas imagens mentais, percepções sensoriais, emoções e pensamentos com palavras e rótulos. Se pudermos permanecer quietas e resistir ao impulso de atribuir significado aos surgimentos, o prana é liberado para nosso despertar ao autoconhecimento.

Se nunca tivéssemos sido ensinadas a rotular os surgimentos, se sentidos e percepções corporais, respiração, pensamentos, emoções e situações fossem experimentados sem o filtro da linguagem, sentiríamos a presença de Shiva-Shakti em todas as coisas. Descobri essa sensação ao acaso, durante um voo, quando pedi um chá quente. Assim que a bebida tocou meus lábios, uma mudança profunda ocorreu em minha consciência. Não havia *chá*. Havia apenas sensações — cheiro, calor e sabor. Cada gole era uma experiência totalmente nova, como se eu nunca tivesse tomado chá antes.

Na experiência pura das sensações, não havia "eu" experimentando o "chá". Havia apenas ver, saborear, sentir — surgindo e desaparecendo — na vastidão da percepção-consciente. A palavra "chá" em si surgiu ao testemunhar a percepção-consciente.

Não roubo requer diligência. Ao longo do dia, podemos observar como a mente rotula cada pensamento, palavra, emoção e sensação com atributos, como aceitável ou inaceitável, puro ou impuro e digno ou indigno. Quando vemos repetidas vezes que todos os rótulos estão surgindo na consciência, paramos de usar associações objeto-palavra para validar nossa identidade como o I-Self separado, ausente e limitado.

Surgindo além do puro e do impuro

Matangi às vezes é chamada de Uchistha Chandali. Chandali é um nome pejorativo dado a uma mulher que come as sobras dos outros. Como que para desafiar e elevar essa definição, o tantra atribui esse papel à poderosa Matangi. Uchishta Chandali se traduz como "a deusa depravada que come sobras", e é uma prática tântrica comum ofertar restos de comida a Matangi, bem como outras oferendas que podem ser consideradas tabu, como sangue menstrual. Isso porque sua adoração supera os costumes superficiais de pureza ou castidade.

Matangi representa o que "resta" do Divino após sua descida à expressão com o entendimento de que, não importa quão grande ou pequena seja a criação, não importa quão pura ou contaminada, o criador permanece inalterado, eterno e infinito. Um anel pode ser feito de ouro, mas o ouro mantém seu brilho e tem o poder de "sobrar" para ser derretido e transformado numa pulseira ou colar. Da mesma forma, toda a criação surge e desaparece no brilho do criador que nunca diminui — sempre permanece inteiro e puro. Com esse entendimento, a limpeza ritualística e as regras rígidas para oferendas "puras" são eliminadas no sadhana de Matangi. Isso ocorre porque nenhuma oferenda modesta ou impura pode diminuir o brilho do Divino quando tudo é feito de seu brilho.

As humildes oferendas feitas a Matangi representam nossos conceitos de pureza, piedade, moralidade e ética — que compõem a relação objeto-palavra que consideramos a verdade absoluta. Por exemplo, o sangue menstrual não tem qualidades inerentes de pureza ou impureza — ele apenas existe. Mas crenças profundamente enraizadas podem provocar uma forte aversão a ele. Em algumas culturas, as meninas são forçadas a morar e dormir do lado de fora de casa durante a menstruação. O sangue menstrual pode ser tão temido que as mulheres menstruadas são consideradas enfeitiçadas, sujas ou amaldiçoadas. E, ao primeiro sinal de menstruação, as meninas podem ser forçadas a sair da escola para o casamento ou a escravidão.

Esses efeitos culturais nascem da atribuição da verdade a um objeto perfeitamente neutro. Um fluido fisiológico torna-se mau, diabólico ou indesejável através do poder da linguagem. Portanto, oferecer sangue menstrual a Matangi demonstra nossa vontade de nos libertar de sua sombra. Ao sairmos de sua sombra, nós nos abrimos para sua luz do não roubo, em que uma associação objeto-palavra perde a capacidade de aparecer como verdade absoluta. Dualidades, como certo ou errado, sagrado ou profano, puro ou impuro, começam a se dissolver na doçura da experiência imediata.

Falando a verdade

Em seu aspecto de luz, Matangi assume um papel proeminente como ministra de Sundari, e seu conhecimento divino permeia, mas também transcende, todas as tríades da criação. Matangi dirige as formas únicas pelas quais essas tríades se expressam. Seu sadhana nos mostra que, se desejamos entender a natureza de um objeto, devemos trabalhar com sua expressão única. Por exemplo, se quisermos entender a natureza dos três gunas ou dos cinco invólucros, devemos primeiro aprender como eles se expressam em nossos próprios corpos e experiências.

Matangi é, portanto, a porta para a beleza, conhecimento e sabedoria de Sundari. Como ministra, cumpre o seu papel através de duas personalidades distintas. Uma representa o *brilho* da expressão e a outra facilita sua *fluência*. Tanto o brilho quanto a fluência surgem da compreensão da expressão de um objeto. Por exemplo, você se torna uma pianista apta a fazer concertos após estudar a expressão da música, sobretudo por meio do piano. Sua compreensão da expressão faz de você brilhante e fluente, e isso é facilitado por seu sadhana musical. Brilho e fluência superam a mera habilidade técnica — sua música é mais doce porque você se torna uma com ela.

No caminho para o despertar, o brilho e a fluência da expressão surgem do silêncio interior que Bagalamukhi inspira ao acalmar a mente que fala sem parar. O silêncio interior possibilita cultivar o discernimento que nos permite ver que nenhum objeto do mundo ou da mente está separado da percepção-consciente. A linguagem, ela mesma um surgimento, começa a perder sua capacidade de se referir a qualquer outro surgimento.[28] A partir desse entendimento, as duas personalidades de Matangi transformam expressões comuns em sabedoria. Quando entramos no Self através do portal de sua expressão de silêncio, tornamo-nos brilhantes e fluentes ao perder conceitos e crenças que havíamos aprendido. Este é um dos muitos paradoxos da jornada espiritual, em que o grande silêncio do Self torna-se o trampolim para a beleza na expressão. Nós nos tornamos a vina através da qual o Divino se expressa, enfim livres dos grilhões do aprendizado.

Desconstruindo o caminho

Até este ponto em nosso sadhana das mahavidyas, o poder da linguagem tem sido de suma importância para nosso progresso. Temos usado a linguagem de várias maneiras até agora, sobretudo como uma ferramenta figurativa. A iconografia das mahavidyas, tão importante na jornada, baseia-se fortemente na linguagem figurativa, na qual cada aspecto de uma divindade se refere a princípios macrocósmicos e microcósmicos específicos. O uso de metáforas é intenso para que tais pontos sejam explicados.

Os caminhos espirituais mais eficazes são aqueles que se autodestroem uma vez que o ensinamento tenha cumprido seu propósito. No sadhana das mahavidyas, Matangi representa esse poder. Tendo servido ao propósito de nos conduzir à luz através de nossas sombras, Shakti agora nos mostra que todo o caminho foi como uma escada construída no ar — não existe enquanto objeto concreto.

Com a realização da luz de Matangi, tudo em que baseamos nosso despertar começa a se desintegrar — a cosmologia, os três corpos, os cinco invólucros, os quatro estados de consciência e fala, os nadis de energia, os granthis e os chacras e as leis do carma. Esses conceitos já não parecem verdades absolutas. Até mesmo as histórias que construímos sobre Shiva se separando de Shakti não têm relação com essa luz da percepção-consciente — Shiva-Shakti nunca se separam *de fato*.

Quando perdemos a capacidade de atribuir verdade a uma associação objeto-palavra, nossa capacidade de permanecer como testemunha da percepção-consciente é fortalecida. Não mais vinculada a quaisquer verdades presumidas, essa postura parece uma queda livre contínua no delicioso reconhecimento de cada surgimento como nosso próprio Self. Nosso coração se abre com esse reconhecimento, impregnando todas as experiências com amor, calor e felicidade. Sem o caráter absoluto da verdade, os conflitos internos e externos são resolvidos. A luz de Matangi nos abre para o esplendor e a beleza de Kamalatmika, a última das mahavidyas.

EXERCÍCIO: Passando da sombra para a luz — permitindo que as coisas sejam como elas são

Essa prática se divide em duas partes: a primeira é a prática da meditação sentada, enquanto a segunda se trata de uma prática de olhos abertos, feita durante o dia. Ambas as técnicas são de *Vijnana Bhairava*.[29] Pode ser interessante manter um diário dessas experiências para consultar depois.

PRÁTICA SENTADA

❋ Sente-se confortavelmente em uma cadeira, com os dois pés apoiados no chão e as mãos apoiadas no colo. Respire fundo algumas vezes e permita que a respiração volte ao seu ritmo natural.

❋ Visualize a forma radiante de Matangi. Peça a orientação dela.

❋ Lembre-se de uma pessoa, lugar, animal de estimação ou situação que lhe trouxe imensa alegria. Torne a lembrança o mais vívida possível usando a imagem ou pensamento. Permita que a sensação domine seu corpo.

❋ Comece a se concentrar nas sensações internas do corpo. Amplie o foco em uma dessas sensações. Onde você a sente? Qual é a sensação? Tem uma cor, vibração ou temperatura específica? Ela se move ou fica estática?

❋ Deixe de lado a imagem, pensamento ou história e concentre-se apenas na sensação. Permita que ela flua através de você.

❋ Mergulhe profundamente na sensação e observe a pulsação da vitalidade nela.

❋ Agora, torne-se simultaneamente consciente do *espaço* em que a sensação está ocorrendo. Permita que a sensação de espaço se expanda enquanto você mantém sua atenção na sensação que pulsa, se expande e diminui.

❋ Abra os olhos e respire fundo algumas vezes. Feche os olhos de novo, permitindo que a respiração volte ao seu ritmo natural.

❋ Agora, lembre-se de uma situação ou pessoa que a deixa com raiva, medo ou ansiedade. Permita que o sentimento a preencha enquanto você se concentra nas sensações e deixa de lado a história. Limite-se a observar as sensações no corpo, estando ciente do espaço em que elas ocorrem. Observe a pulsação dentro das sensações que não tem nome ou história.

PRÁTICA DE OLHOS ABERTOS

Tente isso durante o dia. Preste atenção repetidas vezes nas sensações do corpo conforme ele responde aos objetos dos sentidos, pensamentos, emoções e circunstâncias. Qual é a sensação do sabor do café, da visão de uma xícara, de pensar em um ente querido, de ficar presa no trânsito? Deixe de lado o estímulo ou a história e concentre-se apenas na pulsação da sensação.

***

EXERCÍCIO: Investigação não dual sobre o papel de Matangi na criação — linguagem como causalidade e referência

A sombra de Matangi nos faz sentir como se um surgimento *causasse* o rótulo ao qual é associado. Esse senso de causalidade pode ser muito forte, pois podemos sentir que certos pensamentos provocam emoções e ações específicas. Por exemplo, podemos sentir que os eventos de nossa infância levaram à nossa situação atual. Podemos responsabilizar nossos pais, cuidadores, cônjuges, filhos, políticos, os desastres naturais ou eventos mundiais por nossos pensamentos, emoções e ações. Neste exercício, examinaremos nossa experiência direta para ver se isso é mesmo verdade — um surgimento pode causar outro? Aqui, usaremos o exemplo da lembrança de um evento que você acha que está causando sentimentos de tristeza ou ansiedade. Comece com o exercício para abrir o coração (Capítulo 2).

EXERCÍCIO A

* Traga à tona a memória do evento. Permita que ela surja em detalhes vívidos.

* Permita que a emoção de tristeza ou ansiedade apareça.

* Em sua experiência direta, há um surgimento conectando a memória à emoção? Se você sente que a memória está conectada à emoção, observe essa ligação.

Se observarmos de perto, veremos a seguinte sequência ocorrer:

1. A memória do evento surge (surgimento número 1).

2. A emoção surge (surgimento número 2).

3. Um pensamento surge para afirmar que o surgimento 1 causou o 2.

4. A afirmação-pensamento é, em si, um surgimento na percepção-consciente.

Repita este exercício com qualquer fenômeno que pareça ter um padrão. Alguma coisa em sua experiência direta, para além da afirmação-pensamento, diz que há um padrão? Quando olhamos de perto, não conseguimos encontrar a causalidade como outra coisa senão um surgimento na percepção-consciente.

Na próxima investigação, examinaremos a relação entre um objeto e seu rótulo. Verificaremos se, na experiência direta, o rótulo aponta para o objeto. Se assim for, a associação objeto-palavra pode ser considerada a verdade absoluta. Para esta pesquisa, usaremos uma flor. Você pode pegar uma flor de verdade ou usar uma imagem. Coloque-a em uma superfície onde você possa vê-la com clareza. Comece com o exercício para abrir o coração.

EXERCÍCIO B

❊ Concentre-se apenas no sentido da visão. Qual é a sua experiência direta do objeto?

❊ Você vê alguma coisa além de cores e formas? As cores e formas são separadas da visão? Ver está separado da percepção-consciente? (Veja o exercício de investigação não dual no Capítulo 6.)

❊ Observe seu pensamento sobre o nome da flor, como "margarida". Quando o *nome* surgiu, onde estava a *sensação* da flor?

Se observarmos de perto, descobriremos que esse processo ocorre na seguinte sequência:

1. A visão surge (surgimento número 1).

2. O nome surge (surgimento número 2) — quando o 2 surgiu, o 1 já havia diminuído.

3. O pensamento surge para afirmar que o 2 refere-se ao 1 — e quando o 3 surgiu, tanto o 1 quanto o 2 já haviam desaparecido.

Se continuarmos a observar esse processo de perto, veremos que cada surgimento saiu da percepção-consciente e voltou a ela. Descobrimos aqui que todos os surgimentos estão sempre apontando para uma única coisa: a percepção--consciente. O pensamento que afirma que existe uma associação objeto-palavra é em si um surgimento apontando para a percepção-consciente. Na verdade, nenhum rótulo jamais *toca* um objeto — ambos são surgimentos independentes na percepção-consciente.

Analise seus pontos de vista e conceitos sobre você, os outros e o mundo. Eles já tocaram a experiência direta da memória, dos outros e do mundo? Seus pontos de vista e pensamentos podem ser verdadeiros se nunca de fato tocam um objeto, evento ou circunstância?

À medida que continuamos a investigar a experiência direta, a associação entre linguagem e inferência torna-se clara. Anteriormente, a linguagem parecia indicar a verdade de forma definida e fixa. Agora, torna-se óbvio que a expressão é *sempre só uma inferência* e nunca pode ser a verdade. Com efeito, podemos constatar que a linguagem não se refere à verdade de modo concreto ou definitivo.

Compreendendo Matangi

À medida que começamos a perceber que não há associação verdadeira entre objeto e palavra, despertamos para uma profunda paz e alegria. Começamos a ver que todos os pares de opostos são conceitos e rótulos igualmente equivocados quando tomados de forma literal, como se de fato apontassem para objetos. O discernimento cultivado por meio dessa investigação leva ao desapego. Como podemos nos apegar a imagens de nós mesmas e dos outros quando vemos através da objetividade da linguagem? Quando desistimos da prática de roubar experiências para sustentar o I-Self, nós nos libertamos. Nesse fogo de investigação, oferecemos todas as experiências sem discriminação para Matangi — pensamentos bons, ruins e feios, ideias, memórias, sonhos e falas que formam a base de nossos estados de consciência e expressão. De forma paradoxal, libertar-se do roubo traz consigo o dom da criatividade e de se expressar sabiamente.

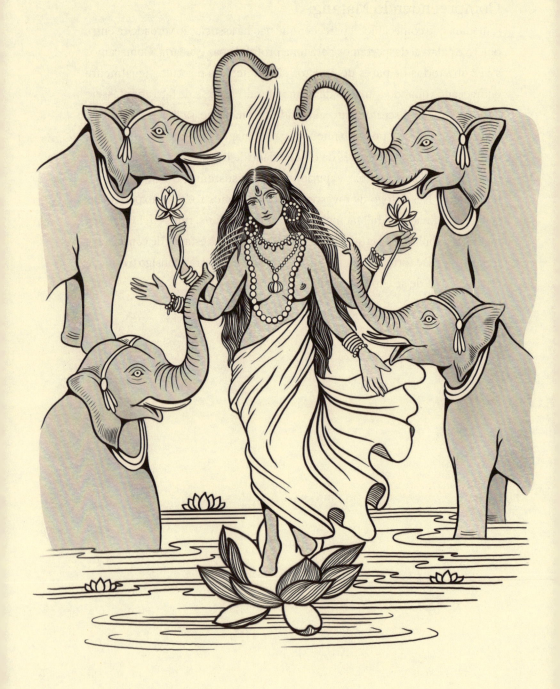

CAPÍTULO 12

KAMALATMIKA

Kamalatmika resolve sua sombra de conflito através de sua luz de contentamento, um dos niyamas dos *Ioga Sutras*. Na jornada da cabeça ao coração, Kamalatmika nos abre para a beleza e a felicidade da criação.

Seu poder impregna cada objeto e forma a base para o que conhecemos como as leis naturais da criação. Sua forma deslumbrante enche os sentidos de deleite em cada interação e experiência. Ela se funde astutamente com a criação, brincando de um eterno esconde-esconde e desafiando-a a encontrá-la. Kamalatmika, a décima mahavidya, simboliza a felicidade.

O simbolismo de Kamalatmika

Kamalatmika recebeu o nome de lótus, uma flor que nasce da lama, sem se deixar contaminar por ela.

Traje: ela está envolta em um traje branco resplandecente, com delicadas pedras preciosas adornando seu pescoço e pulsos.

Morada: Kamalatmika se eleva sobre uma flor de lótus vermelha, transmitindo sua grande ternura por meio de seu porte gracioso.

Ferramentas: ela carrega lótus brancos em duas de suas quatro mãos. As outras duas formam mudras para conceder bênçãos e dissipar o medo. Kamalatmika está cercada por quatro elefantes brancos imponentes cujas trombas sempre erguidas derramam água leitosa sobre a deusa. Sua forma encantadora permanece intocada pela água, simbolizando sua doçura, intocada pelos objetos da criação.

Expressão: sua expressão é de alegria mal disfarçada. Seu semblante gentil, pose graciosa e todo o ser parecem estar envolvidos no doce sorriso que brinca em seus lábios.

Sua presença: ela se dissolve na criação com o primeiro passo da dança de Kali e as primeiras notas da canção de Tara. Sua doce risada satura cada partícula, aspecto e forma subatômica à medida que surge. Seu perfume impregna todas as formas, tendo escapado à separação entre criação e criador que é induzida pela espada de Chinnamasta. Como um cordão que contém contas diferentes entre si, sua presença inconfundível se entrelaça através de formas infinitas para uni-las. Ela permanece intocada e inocente enquanto é encharcada por formas e vibrações de incontáveis sóis, luas, planetas e seres.

> **EXERCÍCIO: Contemplando Kamalatmika**
>
> Contemple a forma radiante de Kamalatmika. Como a beleza dela se manifesta em sua vida? Faça uma lista de todas as situações que parecem não ter nada da beleza de Kamalatmika. Que tipo de mudança de perspectiva pode ocorrer para que você passe a perceber a beleza dessas situações?

O papel de Kamalatmika na criação

Kali e Kamalatmika estão nos extremos opostos do espectro mahavidya porque parecem representar duas qualidades opostas. Como a realidade livre, Kali representa a transcendência da criação — sua forma feroz indica a verdade nua e crua do Divino que está por trás de todas as dualidades. Por outro lado, a forma suave e gentil de Kamalatmika representa a beleza totalmente adornada do Divino em manifestação — ela simboliza a explosão natural da felicidade do Divino em formas.

Ao contrário de uma mãe que, ao dar à luz uma criança, torna-se uma entidade separada e conectada do ponto de vista emocional e psicológico, Shakti dá à luz o universo e se transforma nele. Mesmo que pareça se separar de seu amado Shiva, permanece em união feliz com ele. A felicidade de sua união infunde todos os objetos da criação, desde a maior estrela até a menor partícula. A felicidade é o próprio tecido da criação.

A presença de Kamalatmika em nossos corpos

Nossa vida é marcada pela busca de felicidade e contentamento. Nós os buscamos na riqueza, na fama, na segurança, no amor e na realização espiritual. Mas é justamente essa busca em si que nos impede de acessar a felicidade que é nossa natureza. Para compreender essa felicidade, o I-Self deve primeiro ser decapitado por Kali, levando-nos à luz das mahavidyas subsequentes. Enquanto as mahavidyas anteriores simbolizam a jornada ascendente da kundalini libertada para transcender as limitações tanto do mundo quanto de nossa identidade, Kamalatmika representa a jornada descendente de retorno do Autoconhecimento transcendente para o mundo e nosso corpo-mente.

Respondemos às circunstâncias da vida por meio de uma complexa interação de nossos sistemas neurológico e hormonal. Nossa resposta consiste no disparo de células nervosas que induzem a liberação de substâncias químicas que, por sua vez, influenciam nossa maneira de pensar e sentir determinada circunstância e a ação que tomaremos. Todo esse sistema de resposta é alimentado pelo prana que percorre os nadis de nosso corpo sutil, que por sua vez é influenciado por nossos vasanas de certo e errado, de deveria e não deveria, e de bom e mau.

Ao influenciar repetidas vezes nosso sistema neuro-hormonal com as dualidades exclusivas de nossos vasanas, condicionamos essas respostas a serem lineares e previsíveis. Impulsionadas por nossos vasanas, respondemos a situações com base em histórias passadas e aspirações futuras. Essa linearidade de pensamento restringe a energia em nossos nadis, de modo que usamos apenas um número limitado deles e perdemos o acesso ao restante. A linearidade do pensamento resulta em beleza condicional: nós só conseguimos vê-la em objetos, pessoas e situações específicas. Somos incapazes de encontrar beleza no lixo, na dor ou no desastre. Nossas expectativas se tornam estáticas, então preferimos apenas as coisas que pensamos serem boas e evitamos o que acreditamos ser ruim. Como isso não acontece, nos desorientamos com nossos conflitos referentes ao modo que as coisas são.

A sombra de Kamala: conflito

Quando permanecemos escravizadas por nossa preferência pelo prazer e aversão à dor, podemos experimentar um profundo conflito interno a respeito da natureza do despertar. A beleza resplandecente só pode ser conhecida com amor e aceitação incondicional. Sobretudo no caminho espiritual, muito do que fazemos na adoração, meditação e indagação pode facilmente se tornar ferramenta para afastar o sofrimento. Este é um fenômeno conhecido como "desvio espiritual", no qual usamos crenças e práticas espirituais para evitar sentimentos, memórias e necessidades desconfortáveis.[30]

Podemos nos esforçar muito para "abrir mão" de problemas não analisados, só para descobrir que não é possível de fato abrir mão deles. Isso acontece porque quando examinamos um problema, ou notamos uma limitação com a intenção não velada de abrir mão ou de superar e se ver livre, essa questão acaba se aprofundando na psique por meio da supressão ou da repressão. Mais cedo ou mais tarde, está fadada a vir à tona de novo.

Quando rejeitamos nossas sombras ou problemas, alimentamos sua capacidade de nos manter presas em nossas limitações. A beleza de Kamalatmika é inatingível até que possamos vê-la igualmente em tudo. E, para isso, devemos superar a linearidade do nosso sistema de resposta, que se baseia nos gostos e desgostos de nossos vasanas.

Abrindo-se para a experiência

Nossos sistemas energético, hormonal e neurológico indicam nossas necessidades internas, como fome, fadiga e excitação sexual, e servem para identificar estímulos externos, como comida, ambiente ou interações nos relacionamentos. Em vez de enxergarmos a experiência através das lentes de nossos vasanas, o tantra nos ensina a nos abrirmos para a experiência como um processo dinâmico, momento a momento. Se pudermos nos abster de rotular estímulos internos ou externos como "bons" ou "ruins", vivenciaremos nossas respostas energéticas, hormonais e neurológicas em sua totalidade.

Ao nos abrirmos para uma experiência pura e incondicionada, abrimos o fluxo de energia através dos nadis anteriormente restritos, recebendo acesso a novas vias neurais no cérebro e liberando novas substâncias químicas das glândulas hormonais. Sem o poder de contração de condicionar nossa experiência, nossa energia é liberada para subir ao sushumna. Paramos de criar mais vasanas e nos tornamos cada vez mais livres de vínculos cármicos e abertas à deslumbrante beleza da criação.

Abrindo-se para a beleza incondicional

Existem algumas práticas extremas no tantra que são projetadas para nos permitir superar as nossas respostas lineares a estímulos que causam respostas condicionadas particularmente fortes. Cinco desses estímulos são conhecidos como panchamakaras, que incluem o consumo de vinho, carne, peixe e vários tipos de grãos, além da prática de sexo ritual. Esses estímulos tendem a estar fortemente inseridos em nossa psique por meio do condicionamento social e moral. Embora a maioria dos caminhos defenda que tais estímulos devem ser evitados, eles são usados de maneiras muito precisas no tantra sob a supervisão de um professor. São prescritos para a praticante com base em seus gunas e estágio de desenvolvimento.[31]

❊ **Pashu:** quando tamas é predominante em nossa psique, sentimos uma forte identificação como o corpo-mente, e a linearidade do pensamento é nosso modo padrão de viver e operar no mundo. Esse estágio não é propício para a prática dos cinco estímulos, porque se entregar a tais práticas sem uma purificação interna adequada resulta em maior aprisionamento no sofrimento.

❊ **Vira:** depois de trabalharmos nossos apegos, temos uma mente predominantemente rajásica. Nessa fase, conquistamos nossas próprias paixões e temos a coragem necessária para cavar fundo para que nossos apegos ocultos venham à tona. É o estágio em que os cinco estímulos podem ser úteis. Nadis que anteriormente estavam restritos se abrem e florescem em felicidade e beleza. O pensamento linear dá lugar ao pensamento circular, no qual o aprendizado, a memória, os conceitos e as crenças surgem e desaparecem no presente. A posição do vira como percepção-consciente é tão estável que ele ou ela não cria carma ou vasanas ao trabalhar com esses estímulos.

❊ **Divya:** os cinco estímulos são de pouca utilidade neste estágio de desenvolvimento, no qual sattva é predominante e nós transcendemos inteiramente nossas aversões e apegos. Para um divya, o vinho é o poder inebriante do Autoconhecimento, a carne é a entrega constante de ações e pensamentos ao Divino, o peixe representa o amor incondicional, o grão tostado é a libertação da escravidão e o sexo ritual simboliza a eterna união interior de Shiva e Shakti, resultando em felicidade e beleza perpétuas.

Não precisamos recorrer às práticas tântricas extremas para facilitar a abertura dos nadis. Na verdade, a maioria de nós nunca receberá o chamado por causa do rigor e da orientação necessários à prática. Em vez disso, podemos nos desafiar ao nos abrir para nossos desgostos e aversões. Por exemplo, se você não gosta de um determinado alimento, pode usá-lo como um estímulo, fazendo dele um ritual. Prepare ou compre tal alimento, envolvendo todos os seus sentidos no processo — qual é a aparência, a sensação, o cheiro e o sabor? Deguste cada sensação, concentrando-se inteiramente em sua resposta energético-neurológica-hormonal e não nas histórias de desgosto — o que acontece com seu batimento cardíaco e padrão de respiração? Como os músculos respondem?

Quando conseguimos romper nossos padrões de pensamento lineares saboreando nossas pequenas aversões, podemos passar para as principais. Você consegue aplicar o mesmo processo a uma situação ou pessoa de quem não goste? Ser um vira requer imensa coragem para se abrir para as coisas que tememos ou abominamos, o que facilita a realização da luz de contentamento de Kamalatmika.

A luz de Kamalatmika: contentamento

Nos *Ioga Sutras*, o contentamento é um dos niyamas — é o resultado de ver através da sensação de falta do I-Self.

A graça de Kamalatmika confere beleza a um pôr do sol hipnotizante, uma melodia assombrosa, o toque delicado da pessoa amada, a suculência da fruta perfeitamente madura e o perfume persistente do florescer de uma rosa. Sem seu fascínio, nenhum objeto dos sentidos prenderia nosso interesse. Enquanto a beleza de alguns objetos parece óbvia, sua graça resulta na abertura para a beleza inerente da consciência além da aparência superficial dos objetos. Quando nossa percepção é polida por meio do sadhana, até mesmo situações, pessoas e objetos que antes eram inaceitáveis são aceitos e começam a parecer bonitos. Nenhuma circunstância ou ação é vista como grosseira, suja ou imoral. Sua beleza requintada é vista em todas as manifestações como igualmente válidas. É através da graça de Kamalatmika que até mesmo a aparente feiura de Dhumavati se torna bela.

A percepção-consciente não avalia o que deixar passar. A filtragem da experiência é feita pelo I-Self quando ele rotula os surgimentos como aceitáveis ou não com base em aprendizados passados — nosso modo rotineiro e linear de responder. Se algo está surgindo, é porque a percepção-consciente o acolhe, apesar de a mente rotulá-lo como certo ou errado. As avaliações da mente não têm relação com a percepção-consciente porque a própria mente está surgindo nela. Assim como o sol não se importa se as flores aprovam as ervas daninhas, não faz diferença para a percepção-consciente que o I-Self prefira uma coisa a outra. Da mesma maneira que as flores e as ervas daninhas são igualmente nutridas pelo sol, todos os fenômenos são bem-vindos na percepção-consciente.

Quando nos posicionamos como percepção-consciente, superamos a linearidade da resposta e permitimos que tudo surja sem o filtro do I-Self. Nesse ato de permitir que tudo surja e apenas seja, a rara beleza do surgimento é sentida e vista de modo mais profundo. Esse sadhana tântrico é aquele que abre as portas para uma sensualidade e esplendor inimagináveis. A investigação agora se torna uma ferramenta de autodescoberta curiosa e amorosa. Quando a intenção da investigação muda, a separação entre Shiva como percepção-consciente e Shakti como surgimento desmorona para revelar sua união eterna.

A beleza de Kamalatmika não reside tanto na forma externa do objeto ou situação quanto na força vital que alimenta a própria *visão*. Assim, quando a raiva, o ciúme ou a ansiedade surgem, podemos permitir que existam, em vez de preferir outro sentimento em seu lugar. Quando se permite que a energia do desconforto surja e seja plenamente sentida, ela revela a felicidade subjacente a *todas* as emoções. Essa permissão é um ato de amor. Sem amor incondicional por nossas próprias loucuras, o mundo sempre permanecerá separado e será uma fonte de sofrimento. Devemos permitir que o autojulgamento surja e seja amado antes que possamos ver nossos julgamentos do mundo.

O contentamento aparece quando percebemos que ele nunca esteve ausente e que a sombra e a luz pertencem a nós do mesmo modo. Quando deixamos nossas sombras entrarem, nós nos tornamos plenas. A plenitude se derrama como beleza e felicidade, saturando cada experiência interna e externa. Permitir nos abre para a não linearidade da resposta, o que, por sua vez, nos leva a perceber que o que consideramos nossa identidade até agora é apenas um surgimento temporário na percepção-consciente. A não linearidade da resposta é o fim do carma.

A *dissolução do carma*

Até agora, vimos o carma como a soma total de todas as nossas ações passadas que determinam nossos resultados futuros. No sadhana de Kamalatmika, percebemos que o conceito de carma se aplica apenas ao I-Self. No Capítulo 3, examinamos a teoria da reencarnação, segundo a qual continuamos a passar por ciclos de vida e morte enquanto permanecermos identificadas como seres limitados. No entanto, não precisamos pensar na reencarnação como nascer de novo e de novo ao longo de centenas ou milhares de anos. O I-Self nasce repetidas vezes através dos nossos desejos carregados de vasana, que por sua vez surgem do sentimento inerente de falta e dão origem ao carma contínuo. O carma pode ser mais bem compreendido quando dividido em suas várias formas.

SANCHITA CARMA

Sanchita carma é a soma total de todas as nossas ações passadas, remontando à origem do I-Self. É como seu saldo bancário cármico e refere-se a todas as ações que você já realizou como o I-Self. A única maneira de se livrar desse saldo é gastá-lo. Como vimos no Capítulo 3, o desejo é a força vital do I-Self e, portanto, uma maneira de diminuir nosso equilíbrio cármico é realizar nossos desejos. No entanto, isso não é tão fácil quanto parece, já que acabamos por acumular mais carma no processo de gastar.

PRARABDHA CARMA

De acordo com a teoria da reencarnação, escolhemos uma certa porção do sanchita carma para viver em nossa próxima vida. Se vivemos milhares de vidas, acumulamos tantos desejos que é difícil realizar todos eles em uma única existência. Por exemplo, você pode ter um desejo ardente de ser uma pianista de renome mundial e uma astronauta famosa. Você provavelmente terá que escolher diferentes tempos de vida para satisfazer ambos os desejos. Prarabdha carma refere-se à quantidade de carma passado que retiramos de todo o nosso saldo bancário para viver durante uma vida específica.

Quando aplicamos isso ao renascimento do I-Self, percebemos que, a qualquer momento, estamos escolhendo agir de acordo com um de nossos muitos desejos. Por exemplo, você pode querer uma carreira de sucesso e uma vida familiar significativa e, se não conseguir realizar os dois desejos simultaneamente, pode fazer uma pausa temporária no trabalho ou assumir uma posição menos exigente para formar uma família.

Quer apliquemos isso à reencarnação ou ao I-Self, não gastamos apenas o dinheiro sacado anteriormente. Se você escolheu ser uma pianista nesta encarnação, suas experiências de vida a levarão a desejar coisas inteiramente novas que não estavam em sua conta bancária antes. Você pode se interessar por culinária e desenvolver um desejo intenso de se tornar uma chef renomada. Se não puder realizar esse desejo nesta vida, ele vai para sua conta.

Da mesma forma, se você fez uma pausa em sua carreira para formar uma família, pode desenvolver um interesse pela administração escolar e desejar fazer a diferença. Se você não pode desistir totalmente do apego à sua carreira, o novo desejo é adicionado ao saldo a ser realizado depois. Os novos desejos que acumulamos são conhecidos como *agami* carma.

AGAMI CARMA

Cultivamos novos desejos enquanto realizamos desejos previamente acumulados, que se somam ao nosso equilíbrio cármico que cresce a cada vida. E assim, nascimento após nascimento, tentamos realizar todos eles.

Quando aplicamos isso ao I-Self, vemos que seus desejos se multiplicam ao longo de nossas vidas, mantendo-nos presas em ciclos repetidos de dualidade, como prazer e dor. Os ciclos da dualidade são conhecidos como *samsara* — a cada ciclo, criamos mais vasanas quando reagimos à vida de maneiras fixas e lineares. As sombras de todas as mahavidyas nos mantêm entrincheiradas no samsara.

O sadhana das mahavidyas encerra esse ciclo perpétuo. Ao nos abrirmos para a luz e a sabedoria de cada uma das nove deusas anteriores, chegamos à porta do contentamento de Kamalatmika. Lavadas pela luz das mahavidyas anteriores, paramos de criar mais vasanas. Mais nenhum carma é adicionado à nossa conta, o que marca o fim do agami carma. Vemos através do I-Self, que é construído sobre o carma, e essa consciência põe fim ao sanchita carma — todo o nosso equilíbrio é permanentemente apagado.

No entanto, não há como escapar das consequências do prarabdha carma. Como já retiramos certa quantia do saldo cármico, precisamos gastá-la sem acumular mais. As ações que realizamos ao longo desta vida continuarão a produzir seus frutos até que o corpo morra. Quando se trata desse assunto, não temos poder de escolha, e devemos superar. É por isso que mesmo os grandes sábios autorrealizados sofrem de câncer ou doenças cardíacas — eles estão "vivendo" as consequências do prarabdha carma. A luz do contentamento de Kamalatmika nos mostra *como* viver essas consequências, que é abraçando o I-Self.

Abraçando o I-Self com percepção-consciente

Até agora, no sadhana das mahavidyas, vimos os efeitos deletérios da identificação com o I-Self, ou o ego. Todas as técnicas que aprendemos até então tinham como foco enfraquecer a identificação com o I-Self e compreender nossa identidade como testemunha da percepção-consciente na qual o I-Self ocorre. Mas a história não acaba aí.

Quando a nossa identidade muda do I-Self para a percepção-consciente, podemos continuar a experimentar uma dualidade sutil, na qual há uma separação contínua entre os dois. Quando testemunhar a percepção-consciente se torna o "eu", nossa identidade, o I-Self pode então começar a ser experimentado como o "não eu". Há uma separação contínua, onde nos distanciamos do I-Self e onde ele aparece como o "outro". Nesta situação, embora nosso sofrimento tenha chegado ao fim ao ver que não somos o I-Self, ainda somos incapazes de nos abrir para a beleza de Kamalatmika.

Sua graça nos permite unir os dois — como tudo, o I-Self também surge na percepção-consciente. Ele surge, permanece por um tempo e volta à percepção-consciente. É, portanto, "feito de" percepção-consciente. Chegamos a perceber que ela é o princípio do *conhecimento* — quando olhamos profundamente para nossa experiência direta, vemos que não faz sentido dizer que a percepção-consciente sabe de um surgimento quando o surgimento vem de sua própria natureza. O oceano entende a onda como parte dele.

Da mesma forma, passamos a ver que todos os surgimentos, na realidade, são "eu". Quando dizemos que sabemos algo, reconhecemos que o conhecimento só pode conhecer a si mesmo. Nessa consciência, o I-Self é visto como não separado do "eu". Embora possa parecer que fechamos o círculo, nosso ponto de vista é diferente. Podemos continuar a viver nossa vida como antes e nos referirmos a nós mesmas com nossos nomes, mas não estamos mais restritas pelas limitações do I-Self. Podemos continuar com nossos projetos de autoaperfeiçoamento, aprender novas habilidades, viajar pelo mundo, constituir família e adquirir bens. A diferença é que, com essa nova visão, todas essas atividades surgem da plenitude do contentamento em vez da falta que é característica do I-Self.

O I-Self não recebe mais importância do que qualquer outro surgimento. Todos os surgimentos podem aparecer como o fazem sem o menor esforço para que sejam manipulados. Essa autorização tem sabor de amor e de um coração aberto, porque agora sabemos que nenhum surgimento pode diminuir nossa natureza ou afastá-la. A felicidade desse contentamento se derrama sobre todos os surgimentos, incluindo o I-Self. Isso é amor-próprio radical, em que cada surgimento é visto como o "eu" — nós amamos porque o amor é quem realmente somos.

EXERCÍCIO: Passando da sombra para a luz — permitindo que a beleza venha à tona

Essa prática se divide em duas partes: a primeira é a prática da meditação sentada, enquanto a segunda é uma prática de olhos abertos, feita durante o dia. Pode ser interessante manter um diário dessas experiências para consultar depois.

PRÁTICA SENTADA: COMPREENDENDO A RESPOSTA AOS ESTÍMULOS

❋ Sente-se em uma posição confortável e feche os olhos. Descanse as mãos no colo. Respire fundo algumas vezes e permita que a respiração volte ao seu ritmo natural.

❋ Visualize a bela forma de Kamalatmika. Peça a orientação dela.

❋ Sintonize sua respiração e tome consciência da direção da energia dentro do seu corpo. Observe que o movimento da energia é descendente na inspiração e ascendente na expiração. Na pausa entre a inspiração e a expiração, a energia se difunde para fora.

❋ Tome consciência de seu batimento cardíaco e como ele responde à respiração e aos movimentos de energia.

❋ Perceba o movimento da mente, como pensamentos, histórias, justificativas e validações. Ao mesmo tempo, conscientize-se da energia, respiração, batimento cardíaco e quietude mental.

❋ Pense em cenários de afetos e aversões enquanto permanece ciente da resposta. Como isso muda quando você pensa em alimentos, pessoas, lembranças e situações de que gosta ou não gosta?

❋ Continue enquanto estiver confortável. Descanse por alguns minutos antes de abrir os olhos.

PRÁTICA DE OLHOS ABERTOS

❋ Tente isso durante o dia. Preste atenção na energia, na respiração e nos batimentos cardíacos conforme eles respondem aos objetos dos sentidos, pensamentos, emoções e circunstâncias. Separe a resposta do corpo da resposta gerada pela mente.

❋ À medida que você se torna uma especialista em diferenciar a resposta das histórias da mente, exponha-se a uma variedade de estímulos que desencadeiam sua raiva, tensão, aversão e apegos, mantendo-se gentilmente focada na mecânica da resposta.

Kamalatmika

❋ Tente se aventurar em estímulos mais ousados, como experimentar alimentos que você tem restrições. Qual é a *resposta* sem a sua *história* a respeito dele?

❋ Interaja com as pessoas, visite lugares e assista a programas e filmes que causam aversão em você. Em todos os momentos, mantenha sua atenção na mecânica da resposta e não nas histórias mentais.

❋ Observe os caminhos de abertura de energia no corpo, a liberação de hormônios que resultam em bem-estar e as respostas neurológicas que levam a insights profundos.

A doce ironia no caminho direto

"Doce ironia" é um termo cunhado por Greg Goode que descreve a compreensão do Self no caminho direto. Refere-se à liberdade do sofrimento, pensamento conceitual, mente, linguagem e, por fim, o próprio caminho espiritual.[32] O caminho das mahavidyas começa com a decapitação de Kali e termina com a graça de Kamalatmika, que faz abrir o coração, e na qual a dura resistência à totalidade da vida se transforma em alegria radiante. A ironia se refere a estar livre de conceitos e linguagem que não são mais tomados como reais ou verdadeiros (como vimos no Capítulo 10). É o resultado de uma investigação profunda do corpo, dos objetos do mundo, da mente e de estados sutis como o sono profundo. A doce ironia representa o ponto culminante da investigação, com o colapso da testemunha.

Lembre-se de que os exercícios não duais dos capítulos anteriores exigiam que tomássemos a posição de testemunhar a percepção-consciente. Quando começamos a prática da investigação, a testemunha pode parecer ter características mentais. Ao nos colocarmos como testemunhas, podemos sentir que não somos nem o corpo nem a mente, mas podemos esperar que o testemunho mude nossa experiência de vida ou a qualidade dos surgimentos. Podemos sentir que surgimentos desagradáveis não devem ser permitidos ao testemunhar a percepção-consciente, ou nos perguntar por que as coisas se desenrolam dessa maneira. Podemos questionar as propriedades metafísicas dos surgimentos, como sua relação com o tempo e o espaço. Podemos até sentir como se testemunhar a percepção-consciente tivesse o atributo da memória, em que os surgimentos seriam gerenciados com base nos anteriores.

À medida que avançamos no caminho direto, a testemunha perde esses atributos e se torna cada vez mais transparente. Quando começamos a investigar o I-Self, a memória, o desejo, o tempo e a causalidade, percebemos que todos eles surgem ao testemunhar a percepção-consciente. No caminho das mahavidyas, os simbolismos macrocósmicos e microcósmicos das divindades começam a se dissolver na crescente clareza da percepção-consciente com profunda investigação. Assim, percebemos que o próprio caminho que nos levou à clareza e à compreensão é apenas um surgimento. Quando permanecemos como percepção-consciente, não há nada a que possamos nos agarrar. Nossas crenças e caminhos mais precioso se dissolvem silenciosamente em percepção-consciente.

A progressão natural ao longo do caminho direto é que a testemunha se torne cada vez mais transparente, de modo que nenhum surgimento seja visto como mais ou menos profundo do que o outro, levando ao amor incondicional. A percepção-consciente, nossa verdadeira natureza, nunca resiste ou rejeita qualquer surgimento. Todos os surgimentos são bem-vindos do mesmo modo, sem condicionamento moral, social ou ético. Por fim, a separação sutil que permanece entre a percepção-consciente (sujeito) e o surgimento (objeto) desmorona. Os dois não parecem mais estar separados. Entendemos que somos a percepção-consciente *e* os surgimentos. Chegamos em casa só para ver que nunca saímos de lá.

"Ironia" aqui se refere ao fato de termos procurado por nossa casa sem nunca termos saído dela. "Doce" se refere à sensação de estar de coração aberto, em paz com o que somos, sabendo que nossa real natureza nunca pode ser diminuída pelas circunstâncias da vida, por nossas histórias passadas ou nossas sombras. Na curta jornada da cabeça ao coração, Kamalatmika nos abre para a beleza da doce ironia.

Compreendendo Kamalatmika

Quando passamos a ver através da luz de Matangi que a linguagem não parece mais se referir a qualquer surgimento como verdade objetiva, a experiência é prazerosa. Ainda usamos a linguagem, cuidamos de nossa vida cotidiana e buscamos hobbies e práticas espirituais, mas tudo isso não nos prende mais. Ainda que antes essas buscas surgissem da sensação de carência, elas agora vêm de um contentamento que transborda, a luz de Kamalatmika.

Não é necessária nenhuma prática específica para que a testemunha se torne transparente ou para seu eventual colapso. A investigação contínua das sensações corporais, percepções do mundo, pensamentos, mente e estados serão suficientes.

No caminho das mahavidyas, o que começou como o caminho da transformação da sombra em luz culmina na compreensão de nossa verdadeira natureza. Shakti, através de suas inúmeras formas como a sombra e a luz, nos induz a encontrar seu amado Shiva. Por meio de sua intrincada dança no cosmos, no corpo e na mente, Shiva e Shakti nos revelam que sempre foram um.

CAPÍTULO 13

A DINÂMICA DE SHAKTI EM NOSSA VIDA

O sadhana das mahavidyas nos conduz, de uma maneira aparentemente tortuosa, ao que, durante todo esse tempo, foi a verdade: nossa natureza fundamental é de uma eterna felicidade da percepção-consciente em que os objetos do mundo e nossos próprios corpos, pensamentos e sentimentos aparecem. Por meio dos exercícios deste livro, aprendemos a permanecer firmes como percepção-consciente, ou o Self, o Ser, sem atributos. Neste capítulo, exploraremos como esses insights podem ser integrados e vividos de forma plena.

Permanecendo como percepção-consciente

Notamos que, com as indagações não duais, permanecer como percepção-consciente nos permite enxergar que, em nossa experiência direta, nossas percepções sensoriais, pensamentos, memórias, emoções e até mesmo nosso senso de identidade surgem de forma temporária. Eles surgem e desaparecem na percepção-consciente e, além disso, nunca se separam dela. Passamos a perceber que, como percepção-consciente, nossa verdadeira natureza é saber — somos nós que conhecemos a experiência.

Nosso fascínio pelos objetos que surgem na percepção-consciente diminui e voltamos nossa atenção para o sentido do conhecimento. Assim, não sabemos onde o "nós" acaba e a "experiência" começa. Quando permanecemos como a percepção-consciente, percebemos que ela conhece todo surgimento como sendo ela mesma. Descobrimos que as árvores, as rochas, as percepções sensoriais, os pensamentos e emoções e tudo o que encontramos somos nós. O Ser, ou percepção-consciente, está sempre experimentando a si mesma em todos os objetos que nela surgem.

Shiva, como esse Self imutável, ou percepção-consciente, está sempre em comunhão com Shakti em todas as formas que assume. Aprendemos a nos colocar como Shiva, vendo que também somos Shakti — como o mundo que percebemos por meio de nossos sentidos, as sensações que compõem nossos corpos e nosso I-Self com suas sombras e luz.

Elementos do caminho das mahavidyas

O caminho das mahavidyas se baseia nos elementos dos caminhos tradicionais, como ioga, vedanta e tantra, centrando-se na devoção que leva à concentração, austeridade, entrega, exame da experiência e da linguagem e abertura para a felicidade.

Devoção

A devoção pode ser desencadeada pela curiosidade e admiração, surgindo por meio da contemplação de imagens ferozes e não convencionais das divindades. Uma vez alimentadas, as chamas da devoção são atiçadas por nossas práticas e contemplações contínuas. Torna-se o combustível para nosso desejo pela verdade.

Ainda que a devoção possa ter começado como um apego emocional a uma imagem ou forma do Divino, ela acaba por se transformar em amor pelo Self disforme. O olhar amoroso de Sundari catalisa uma transformação interior do desejo.

A devoção no Caminho Direto surge como amor pela percepção-consciente. Ela impulsiona nossa indagação e capacidade de nos posicionarmos como percepção-consciente. No dia a dia, a devoção ocorre como a perda de interesse nas histórias do I-Self e mudança de foco para entender como o mundo e nosso corpo-mente aparecem na percepção-consciente.

Unidirecionalidade

Quando somos consumidas pelo fogo da devoção, Kali e Bhuvaneshwari se manifestam como oportunidades de aprendizado e crescimento, trazendo professores e ensinamentos no momento e lugar certos em nossa vida. Nossas circunstâncias de vida podem evoluir e mudar com rapidez por meio da graça de Bhairavi. Através de sua luz de concentração e perseverança, ela converte a energia da devoção em sadhana. O foco único não apenas ajuda no caminho da libertação, mas também contribui para a eficácia em tudo o que empreendemos.

Uma direção única no caminho direto ajuda a cultivar o discernimento sutil, por meio do qual aprendemos a distinguir a percepção-consciente dos objetos que surgem nela. O discernimento auxilia a "reduzir" a testemunha, e deixamos de designar atributos a ela. Percebemos que cada propriedade que atribuímos à observação da percepção-consciente é um surgimento dentro dela. Na vida cotidiana, isso se manifesta como uma crescente libertação do sofrimento.

Austeridade

A graça de Bhairavi nos dá uma nova compreensão da austeridade — não é um estado de privação forçada ou renúncia de coisas materiais. No caminho das mahavidyas, renunciamos à identificação com o I-Self que leva a uma sensação de falta. Chegamos à conclusão de que não podemos renunciar aos objetos dos sentidos enquanto estivermos identificadas com o I-Self.

No caminho direto, a austeridade é o resultado natural de permanecer como percepção-consciente, em que não cobiçamos nada — todos os objetos são conhecidos por serem feitos do material da percepção-consciente. Agora podemos estar cercadas por objetos dos sentidos e permanecer austeras, sem nos agarrarmos nem nos apegarmos a nada.

Entrega

A austeridade só é possível se nos entregarmos. No senso de espaço de Bhuvaneshwari e alimentadas pela doçura da devoção de Sundari, desistimos dos conceitos e crenças que aprendemos em nome da verdade. A luz da castidade de Chinnamasta nos permite superar o vício do I-Self e permanecer em nossa verdadeira natureza. Em cada ponto de nosso sadhana, começamos onde estamos, usando nossa experiência atual para indagação e contemplação.

No caminho direto, abandonamos nossos conceitos e crenças em nome da experiência direta. Não afastamos nenhuma parte de nossa experiência e, em vez disso, aprendemos a acolher a alegria e a dor nos braços amorosos da percepção-consciente. Na vida cotidiana, a entrega abre o coração e nos tornamos cada vez mais generosas e amorosas ao reconhecermos a não separação entre percepção-consciente e surgimentos.

Experiência

A beleza do caminho tântrico é que não nos esquivamos da experiência nem nos deixamos levar por ela. Reconhecemos que todas as experiências são limitadas à medida que surgem e passam pela percepção-consciente. Dentro do vazio de autorreflexão de Dhumavati, aprendemos que a maior experiência de êxtase não é diferente da mais profunda experiência de dor. Ambas devem ser acolhidas.

No caminho direto, a experiência é o foco da investigação. Testamos a nós mesmas a partir de diversas experiências, extirpando aquelas que nos mantêm presas ao sofrimento. A vida cotidiana se torna nosso sadhana.

Linguagem

Impulsionadas por um anseio pela verdade, chegamos a Bagalamukhi, cujo impressionante golpe de silêncio elimina o apego à confusão de nosso condicionamento e nos leva ao estado de pureza. Matangi nos mostra então o poder vinculativo da linguagem, que se refere aos objetos com absoluta certeza.

No caminho direto, permanecemos como percepção-consciente para descobrir que a própria linguagem é um surgimento e, como todos os outros surgimentos, aponta para si mesma. Essa consciência nos liberta de tomar a linguagem como algo concreto, como se apontasse para a verdade absoluta — ela nos abre para uma doce ironia, na qual somos livres para explorar a vida sem criar carma.

Bênção

Livres das armadilhas da linguagem e do conhecimento, finalmente temos a visão do deleite de Kamalatmika na beleza e na felicidade. Iniciamos o caminho com a intenção de reconhecer Shiva em meio às manifestações hipnóticas de Shakti. O sadhana de Kamalatmika os une na felicidade de reconhecerem, extasiados, que nunca estiveram separados. Todas as manifestações de Shakti tornam-se deliciosas à medida que aprendemos a apreciá-la no belo, no virtuoso, no puro — e no perverso, no depravado e no impuro.

No caminho direto, a felicidade é o resultado da libertação do sofrimento. Começa a permear nosso cotidiano como uma sensação inabalável de contentamento e doçura que persiste independentemente do que aconteça.

Sadhana alternativo das mahavidyas

Embora as práticas descritas neste livro sejam baseadas sobretudo na autoinvestigação meditativa não dual, as mahavidyas podem ser invocadas e adoradas de muitas outras maneiras. Tradicionalmente, o caminho envolve o uso da respiração, sons sagrados ou mantras e símbolos sagrados conhecidos como yantras. Assim como as técnicas descritas neste livro, as técnicas tântricas tradicionais também auxiliam na transformação de nossas sombras em luz e possibilitam o cultivo de yamas e niyamas, ética e virtudes.

Uma abertura maior por meio da ética e das virtudes

Costumamos pensar na ética como valores, regras e regulamentos impostos externamente. Quando nos são compelidos, esses valores se tornam restritivos e limitantes, e podemos nos rebelar contra eles. Também podemos nos deixar atrair por caminhos espirituais que não enfatizam o cultivo de tais valores éticos. Mas o caminho das mahavidyas nos mostra que os yamas e niyamas são importantes não apenas para a compreensão de nossa verdadeira natureza, mas também para vivermos de forma harmoniosa após tal revelação.

Yamas e niyamas como degraus na escada para a autorrealização

Nos *Ioga Sutras*, yamas e niyamas formam as bases para o caminho óctuplo da ioga. Em muitas escolas de ioga, os alunos passam anos cultivando esses valores antes de seguirem em frente. No vedanta e em alguns outros caminhos não duais, o cultivo de valores éticos é encorajado através da prática de bacti e carma-ioga.

Em cada instância, a ênfase no cultivo desses valores busca promover uma abordagem centrada no coração, em vez de uma perspectiva puramente intelectual ou baseada na mente. Como vimos ao longo deste livro, nossas qualidades de sombra são aquelas que nos mantêm conectadas ao I-Self. Quando toda a nossa vida gira em torno do I-Self, nosso senso de separação é propagado por meio de nossos pensamentos e ações.

Cultivar a não violência, a verdade e outras qualidades éticas nos abre para além de nossas visões estreitas e restritas que giram em torno do I-Self. Quando abrimos nosso coração para a bondade, a compaixão e a atenção ao nosso comportamento com os outros, esses valores nos preparam para os insights da realização não dual. Sair da vida egocêntrica é imensamente libertador, mesmo sem realização não dual. Ao viver em harmonia com os outros e com nós mesmas, abrimo-nos para a transformação em áreas nas quais temos dificuldade:

❋ **Empoderamento:** através da transformação de nossas sombras em luz, abandonamos o papel de vítima e começamos a assumir a responsabilidade por nossos próprios processos mentais e ações. Quando retomamos o poder de nossos pensamentos, sentimentos e ações, aprendemos a permanecer em nosso próprio coração.

❋ **Perdão:** quando paramos de nos ver como vítimas, passamos a praticar o perdão radical. Vemos que nossos rancores e bloqueios tiram nosso poder e o entregam à situação e aos outros. O perdão é o resultado natural desse insight.

❋ **Compaixão:** a compaixão surge quando abandonamos o papel de vítima e descobrimos o perdão. Quando vemos que somos tão escravas do I-Self quanto todos os outros ao nosso redor, paramos de julgá-los. A empatia substitui o julgamento e a plenitude substitui a separação.

❋ **Gratidão:** quando nossos corações se abrem através do cultivo dos aspectos de luz das mahavidyas, descobrimos uma doçura inerente em toda a vida. Desejar algo diferente do que é ou querer resultados específicos deixa de fazer sentido. Estes são substituídos por uma imensa gratidão por tudo o que está surgindo em nossa experiência.

❋ **Harmonia:** quando praticamos o ato de servir sem pensar em como isso nos beneficiará, aprendemos a agir de uma forma que seja benéfica para todos. Essa habilidade continuará mesmo após o insight não dual, para enriquecer a vida daqueles que encontrarmos.

❋ **Amadurecimento:** os yamas e niyamas amadurecem e aceleram nossa jornada para a autorrealização. Como vimos no Capítulo 2, discernimento e desapego são cruciais para a autorrealização e surgem espontaneamente com o cultivo de sattva. Sattva é cultivado mais prontamente através dos yamas e niyamas.

Yamas e niyamas após a autorrealização

Se tivermos a sorte de interagir com professores sábios e habilidosos que têm uma base ética forte e compassiva, bem como um insight não dual, conseguiremos notar que eles parecem saber o que é melhor para todos os envolvidos, de uma perspectiva universal que é incondicionalmente amorosa e imparcial. Embora seja tentador atribuir suas habilidades apenas ao insight não dual, não costuma ser o caso. O fato de nos abrirmos para nossa verdadeira natureza não necessariamente nos torna mais amorosas, compassivas, educadas ou atenciosas com o próximo. Isso ocorre por causa de nosso prarabdha carma.

Como vimos no Capítulo 12, prarabdha carma é a consequência de nossas ações passadas pelas quais devemos viver. É o que nos "estabelece em nosso caminho", e continua a ser assim mesmo após a autorrealização. Se não aprendemos as habilidades de viver em harmonia com os outros, podemos continuar a causar danos involuntários e desnecessários por meio de nossas palavras e ações. Nosso estado interno de liberdade pode permanecer separado e dissonante de nosso comportamento externo.

É por isso que a autorrealização não é um estado estático ou o fim da jornada. O despertar é um processo que segue se aprofundando e se estabilizando ao longo de meses, anos e décadas, dando-nos a oportunidade de continuar a aprimorar nossos insights. A cada momento e a cada experiência, temos a opção de nos tornarmos mais não violentas e mais verdadeiras, de nos apegarmos menos aos nossos padrões habituais, nos rendermos mais ao Divino, permanecermos vigilantes e perseverantes nesta jornada, permanecermos conscientes de nossa verdadeira natureza da inteireza, livres das amarras da linguagem e abertas à felicidade do aqui e agora. O insight não dual, combinado com o cultivo desses valores, nos catapulta da existência mundana para a beleza extraordinária em nossa vida comum.

Vivendo Shakti

Embora as mahavidyas tenham sido apresentadas de forma sequencial neste livro, a graça delas não segue nenhum padrão específico. Shakti assume a forma necessária para nossas dificuldades individuais, criando circunstâncias que auxiliam nosso caminho para despertar.

No sadhana das mahavidyas, passamos a apreciar a coerência entre nossos mundos interno e externo. Por meio de suas temíveis descrições, passamos a entender as poderosas forças criativas dentro de nossa psique que dão origem e sustentam o I-Self. Quando começamos a ver as semelhanças entre o macrocosmo e o microcosmo, nós nos abrimos para a vastidão da criação interna e externa. Nosso sadhana evolui de acordo, tornando-se mais sutil a cada insight.

Percebemos que Bhuvaneshwari se refere não apenas ao elemento externo do espaço no qual os objetos físicos aparecem, mas também ao princípio sutil que parece manter nossa identidade coesa. Nós a vemos em ação como o amor que nos mantém unidos em experiências comuns. Como o tempo, Kali se refere não apenas a eras que vieram antes de nós, mas também à sequência de eventos que mantém nossa identidade intacta. Olhamos ao redor para ver a beleza do desejo de Tripura Sundari que é evidente nas flores em nosso quintal e no cachorrinho que ilumina nossa vida. Cada vez que chegamos ao nosso assento de meditação, somos lembradas da determinação de Bhairavi de liberar nossa identidade do I-Self; vemos suas chamas no sol que, determinado, nasce todas as manhãs. Somos lembradas do poder de Chinnamasta toda vez que passamos por uma tempestade e a respeitamos quando reconhecemos o poder do condicionamento que nos faz sentir como se estivéssemos separadas. Quando chegamos à porta do não ser de Dhumavati, aprendemos a honrar o vazio desconhecido de onde surge tudo o que conhecemos e, ao mesmo tempo, começamos a explorar nossa experiência direta do vazio no sono profundo. Cada vez que nos tornamos conscientes da lacuna silenciosa entre os pensamentos, prestamos homenagem a Bagalamukhi e, em vez de antecipar um determinado resultado nos eventos mundiais, aprendemos a apreciar a quietude na qual tudo pode acontecer. Quando nos pegamos confusas com as palavras que os outros usam para nos descrever, rimos ao nos lembrar de Matangi e, quando descobrimos que não estamos mais apegadas ao nosso caminho, nos derretemos nos braços da bela Kamalatmika. A cada experiência, somos cercadas, apoiadas e nutridas por essas divindades.

Da perspectiva do caminho direto, a investigação nos leva ao Self que transcende as tríades de manifestação de Sundari. Com a investigação, percebemos que somos a percepção-consciente na qual ocorrem os surgimentos. Os eventos do corpo, da mente e do mundo são vistos como estando em união com a percepção-consciente.

Quando vemos tudo e todos como nossa própria natureza, não há nada para defender. Não há ninguém que se beneficie ou que tenha preferência. Isso não significa que não agimos. Continuamos a viver no mundo como antes. Nós nos envolvemos em atividades cotidianas, trabalhamos, realizamos tarefas, viajamos, aprendemos, ensinamos e interagimos com outras pessoas. O que falta nesse quadro é o I-Self e, por consequência, a constante voz interior que costumava avaliar, comparar, julgar, justificar e validar a experiência.

Tendo descoberto a doce ironia, entendemos que a linguagem não aponta para a verdade absoluta, e experimentamos uma liberdade quase lúdica e a falta de agendas ocultas em nossa comunicação com os outros. Sabemos que todas as formas de expressão apontam apenas para a percepção-consciente, por isso adotamos uma abordagem livre de julgamentos ao ouvir o que os outros têm a dizer. Somos livres para nos movermos pelo mundo como quisermos e concedemos aos outros a mesma liberdade. Através da experiência direta, vimos que Shakti, em todas as suas formas, está retornando ao seu amado Shiva em cada momento atemporal.

AGRADECIMENTOS

Eu me sinto honrada de estar sob a luz de tantos professores que moldaram minha compreensão de ioga, vedanta e tantra. Entre eles estão Swami Chinmayananda, cujos escritos sobre vedanta me encheram de desejo pela verdade; aos muitos gurus da Missão Chinmaya, que esclareceram minhas dúvidas e mantiveram acesa a chama da investigação; Yogani, fundador das Práticas de Ioga Avançadas, que ajudou a moldar minha compreensão da ioga; Sri Premananda, que me ensinou a essência de Sri Vidya; Greg Goode, cujos ensinamentos sobre o caminho direto mudaram minha perspectiva de maneira profunda e permanente; Sally Kempton e Paul Muller-Ortega, cujos ensinamentos sobre o shaivismo da Caxemira continuam a aprimorar minha compreensão da não dualidade; e Dr. Sumit Kesarkar, que me ajuda a olhar para o Ayurveda e para o tantra sob uma nova perspectiva.

Meus agradecimentos especiais a Greg Goode por ser minha fonte de apoio durante esse processo longo e por vezes desafiador. Seu amor contagiante pela escrita, pela linguagem e pelo tema manteve meu entusiasmo vivo, ajudando a mesclar a escrita de livros e a prática espiritual em um todo perfeito.

Minha sincera gratidão para Catherine e Julian Noyce, da Non-Duality Press. Catherine, você foi fundamental para fazer com que este projeto deixasse de ser apenas uma ideia e se transformasse em um livro. Obrigada por confiar em mim para realizar esta tarefa e por seu amor.

Agradeço aos meus amigos maravilhosos que me deram opiniões valiosas enquanto este livro tomava forma, especialmente Josh Julius Anderson, Chas Sweeten, Rohini Nelore, Cody Rickett, Gautam Mahanti, Matt Bartlett e Madhavi Kadiyala. Sou grata aos meus incríveis editores Jennifer Holder e Clancy Drake, cuja perspicácia na edição me ajudou a aprimorar minha escrita.

Obrigada aos meus amigos, colegas e pacientes, que continuamente me mostram a forma de Shakti em manifestação. Sinto-me honrada em conviver com cada um de vocês.

Sou especialmente grata a meu pai, Nataraj, que me ensinou o significado de um coração aberto. Minha mãe, Gita, e minha sogra, Indrani, são minhas fontes constantes de inspiração para passar pela vida com graça e coragem. Amo vocês.

Meus sinceros agradecimentos a meu marido, Arul, que segurou as pontas enquanto eu equilibrava os papéis de cardiologista em tempo integral, mãe, esposa e escritora. Você é minha rocha. Agradeço às minhas lindas filhas, Anya e Annika, que me ensinam constantemente o significado de amor e devoção e o que significa viver uma vida desperta. Vocês são minha luz.

E, por fim, minhas profundas reverências a Shakti por se revelar através deste livro.

LEITURAS COMPLEMENTARES

O caminho do divino feminino

CHOPRA, S. L. *Yogini: Unfolding the Goddess Within*. New Delhi: Wisdom Tree Publishers, 2014. [*Yogini*: revelando a deusa interior. São Paulo: Log On Editora Multimidia, 2008.]

Conto autobiográfico de Shakti sadhana. No livro encontramos uma história contada em palavras simples e poderosas.

DINSMORE-TULI, U. *Yoni Shakti: A Woman's Guide to Power and Freedom Through Yoga and Tantra*. London: YogaWords, 2014.

No livro, a autora nos guia pela trajetória menos conhecida da história da ioga e da marginalização do feminino. Ela fornece práticas abrangentes para realizar Shakti.

FORREST, A. T. *Fierce Medicine: Breakthrough Practices to Heal the Body and Ignite the Spirit*. New York, NY: HarperOne, 2012.

Esse trabalho semiautobiográfico conta como a ioga se torna uma terapia da vida real.

FRAWLEY, D. *Tantric Yoga and the Wisdom Goddesses* (*Spiritual Secrets of Ayurveda*). Twin Lakes, WI: Lotus Press, 1994.

Com uma abordagem acadêmica, o livro detalha as mahavidyas nas escrituras.

JOHARI, H. *Tools for Tantra*. Rochester, VT: Destiny Books, 1988.

Manual prático para aquelas interessadas nas práticas tradicionais do tantra, incluindo o som sagrado e a geometria.

KEMPTON, S. *Awakening Shakti: The Transformative Power of the Goddesses of Yoga*. Boulder, CO: Sounds True, 2013.

O livro contém descrições abrangentes de Shakti em suas diferentes formas, incluindo práticas para realizá-las.

KINSLEY, D. R. *Tantric Visions of the Divine Feminine: The Ten Mahavidyas*. Berkeley: University of California Press, 1997.

O livro descreve, de forma acadêmica e detalhada, as mahavidyas.

MALAN, S. M. *Sexual Awakening for Women: A Tantric Workbook*. Capetown, South Africa: Shakti, 2012.

O livro é um mergulho profundo em práticas tântricas específicas para mulheres transcenderem as limitações do condicionamento social.

SVOBODA, R. *Aghora: At the Left Hand of God*. Albuquerque, NM: Brotherhood of Life Books, 1996.

Nesse livro e nos outros dois da trilogia, as práticas intensas do tantra, bem como a lógica por trás delas, são descritas nas palavras do grande mestre Swami Vimalananda.

Sites de ioga

http://advancedyogapractices.com.

O site contém muitas práticas avançadas de ioga em um inglês simplificado.

http://swamij.com.

Recurso abrangente para praticantes de ioga, o site mostra as práticas em detalhes e tem uma excelente seção em que explica o *Yoga Sutras*.

O caminho direto

GOODE, G. *After Awareness: The End of the Path*. Salidbury, UK: Non-Duality Press, 2016.

O livro explora "os bastidores" do Caminho Direto, com explicações aprofundadas de muitos de seus conceitos e ensinamentos.

_____. *The Direct Path: A User Guide*. Salidbury, UK: Non-Duality Press, 2012.

Cheio de experimentos e explorações profundas da experiência direta, este é um recurso inestimável para quem deseja estudar o Caminho Direto.

_____. *Standing as Awareness: The Direct Path*. Salidbury, UK: NonDuality Press, 2009.

Escrito em linguagem simples e clara, o livro traz uma exposição concisa do Caminho Direto.

KLEIN, J. *The Ease of Being*. Durham, NC: Acorn Press, 1986.

Escrito por Jean Klein, um discípulo direto de Shri Atmananda, o livro contém muitas pérolas a respeito do Caminho Direto.

NITYA TRIPTA. Notes on Spiritual Discourses of Shri Atmananda, Volumes 1-3. Salidbury, UK: Non-duality Press.

Baseado nos ensinamentos de Shri Atmananda Krishna Menon, que são a base para os escritos de Greg Goode a respeito do Caminho Direto, que direcionaram este livro.

SPIRA, R. *The Transparency of Things: Contemplating the Nature of Experience*. Oxford: Sahaja Publications, 2016.

Escrito por um professor contemporâneo do Caminho Direto, o livro é uma exposição lírica e doce sobre a natureza da consciência e dos fenômenos que nela surgem.

TOLLIFSON, J. *Awake in the Heartland: The Ecstasy of What Is*. Salidbury, UK: Non-Duality Press, 2006.

Escrito como um livro de memórias, o *texto* chega ao cerne da prática da não dualidade na vida diária.

TRUPTA, N. *Notes on Spiritual Discourses of Shri Atmananda*, Volumes 1–3. Salidbury, UK: Non-Duality Press, 2009.

O livro é baseado nos ensinamentos de Shri Atmananda Krishna Menon, que são a base para os escritos de Greg Goode a respeito do Caminho Direto, que direcionaram este livro.

NOTAS

1. Ver a explicação para Sri Vidya Sadhana neste site: http://srividyasadhana.com.

2. Ver Yogananda, de "The Yogi-Christ of Modern India", em *Autobiography of a Yogi*. Conhecido como o yogi imortal do Himalaia, Babaji é considerado onisciente, revelando-se àqueles que anseiam por seus ensinamentos em suas visões, sonhos, pensamentos e outras interações sutis.

3. Ver Goode, de *Standing as Awareness: The Direct Path*.

4. Ver Shankaranarayanan, de *The Tem Great Cosmic Powers*. Esse livro é minha fonte de referência por sua profundidade de sabedoria e pesquisa. As iconografias ali descritas fizeram as mahavidyas ganharem vida diante de meus olhos, formando visões exuberantes e dinâmicas para minhas contemplações.

5. Ver Chinmayananda, de "Eliminating Vasanas — the Method", em *A Manual of Self-Unfoldment*.

6. "Divino" neste livro refere-se a Shiva-Shakti juntos e também pode ser referido como Deus, Todo Poderoso, o Transcendente ou a Base do Ser.

7. Ver Satchidananda, do "Livro Dois", em *Os Yogas Sutras de Patanjali*. Embora existam uma série de comentários sobre os *Ioga Sutras*, escolhi esse por causa da clareza e simplicidade de linguagem de Swami Satchidananda neste trabalho. Consulte a seção de referências deste livro para outros comentários sobre os *Ioga Sutras*.

8. Ver Chinmayananda, de "The Fit Student", versículos 14–17, e "The Four Qualifications", versículos 18–30, em *A Manual of Self-Unfoldment*. O vedanta estabelece diversas qualificações para a libertação que são progressivamente cultivadas. No texto em questão, Sri Shankaracharya descreve quatro pré-requisitos principais para a investigação não dual. São eles a *discriminação* (capacidade de discernir entre o real e o irreal), *desapego* (desapego ao fruto da ação), *seis virtudes* (controle sobre a mente e as emoções, controle sobre os sentidos, comportamento correto, equanimidade, fé no ensinamento ou guru e unidirecionalidade) e *um desejo ardente de libertação*.

9. Ver Kempton, de *Doorways to the Infinite: The Art and Practice of Tantric Meditation*.

10. Ver Goode, de "Part I, The World," em *The Direct Path: A User Guide*. Sendo honesta, esse é o livro que recomendaria a qualquer pessoa que queira estudar o Caminho Direto. Se pudermos realizar os experimentos descritos nele, chegaremos ao autoconhecimento por meio da experiência direta.

11. Ver Satchidananda, do "Livro Dois", em *Os Yogas Sutras de Patanjali*.

12. Essa é uma das 112 técnicas de meditação em Lakshmanjoo, *Vijnana Bhairava: The Manual for Self-Realization*.

13. Ver Goode, de "Part I, The World" em *The Direct Path: A User Guide*.

14. Mudras são gestos ou posições com as mãos que transmitem determinados significados em imagens sagradas. Por exemplo, uma palma voltada para o espectador com os dedos voltados para baixo transmite destemor; com os dedos apontados para cima, transmite bênçãos.

15. Também conhecido como "terceiro olho", denota a vigília do sonho da criação, explicado mais adiante neste capítulo.

16. Ver Kali, de "The Slaying of Raktabija", em *In Praise of the Goddess: The Devi-mahatmaya and Its Meaning*.

17. Ver Madhusudandasji, de *Shakti: An Introduction to Kundalini Maha Yoga*.

18. Ver Easwaran, de *The Mantram Handbook: A Practical Guide to Choose Your Mantram and Calming Your Mind*.

19. Ver Ashley-Farrand, de "The Basics: Chakras, Sanskrit, and Shakti" em *Shakti Mantras: Tapping into the Great Goddess Energy Within*.

20. Para detalhes sobre dosha e autocura, ver Lad, de *Ayurveda: A Ciência da Autocura - Um Guia Prático*.

21. Ver Trungpa, de "Materialismo Espiritual", em *Além do Materialismo Espiritual*.

22. Ver Shankaranarayanan, de "Inner Worship", em *Sri Chakra*.

23. Ver Chinmayananda, de "Matter-Sheaths Veil the Spirit", em *A Manual of Self--Unfoldment*.

24. Ver Weber, em http://happinessbeyondthought.blogspot.com/2014/10/blah-blah-understanding-its-content-and. html?q=dmn. Gary Weber é um cientista e professor espiritual.

25. Ver Trungpa, de "Materialismo Espiritual", em *Além do Materialismo Espiritual*.

26. Ver Práticas Avançadas de Yoga em http://www.aypsite.org.

27. Ver Shankaranarayanan, de *The Tem Great Cosmic Powers*. Esse livro é minha fonte de referência por sua profundidade de sabedoria e pesquisa. As iconografias ali descritas fizeram as mahavidyas ganharem vida diante de meus olhos, formando visões exuberantes e dinâmicas para minhas contemplações.

28. Ver Goode, de "The Language of Joyful Irony", em *After Awareness: The End of the Path*. Esse capítulo descreve a não referencialidade da linguagem e a sensação de liberdade que surge dessa percepção.

29. Essa é uma das 112 técnicas de meditação em Lakshmanjoo, *Vijnana Bhairava: The Manual for Self-Realization*.

30. Ver Masters em http://robertmasters.com/writings/spiritual-bypassing.

31. Ver "Introduction" em "The Three Temperaments", em Woodroffe, J. G., tantra *of the Great Liberation*. Apesar de denso, esse excelente livro contém descrições detalhadas dos gunas, dos cinco invólucros, ashrama, varna e outros conceitos discutidos neste livro.

32. Veja Goode e Sander, de "The Fruition: Joyful Irony", em *Emptiness and Joyful Freedom*. Apesar de abordar a compreensão do vazio nas perspectivas budista e ocidental, a linguagem da doce ironia abordada nesse livro é relevante para o caminho direto.

GLOSSÁRIO DE TERMOS SÂNSCRITOS

Adharma: Não agir de acordo com nosso propósito e nossos compromissos.

Agami carma: O carma que criamos agora será acrescentado à soma de nossas ações passadas.

Akasha: A vastidão do espaço em que todos os fenômenos ocorrem.

Amrita: Néctar da imortalidade — uma combinação de hormônios e neurotransmissores que é liberada quando os chacras da cabeça são abertos.

Ashrama: Estágio da vida baseado em nossa fase de desenvolvimento.

Asuras: Forças malignas do cosmos que estão em guerra constante com o devas.

Atmavichara: Autoinvestigação.

AUM: A vibração primordial da qual surge toda a criação. Em nós, é o sentido do eu ou de "Ser".

Bacti-ioga: O caminho da devoção.

Brahmacharya: Cultivar pensamentos, ações e emoções que conduzem à consciência de nossa verdadeira natureza, Brahman. Também se refere a uma fase da vida, ou ashrama (veja acima).

Brahman: Também chamado de Self, ou Ser, percepção-consciente ou consciência neste livro, Brahman é a realidade extrema que representa nossa verdadeira natureza.

Brahmarandhra: O ponto mais alto da cabeça.

Brâmane: Um chamado para a atividade acadêmica.

Carma: A soma de todas as nossas ações passadas que resultam em nossa situação de vida atual e determinam nosso futuro.

Carma-ioga: O caminho do serviço altruísta.

Chacras: Centros de energia do corpo sutil que, quando ativados, são vistos como rodas aos olhos da mente.

Chitra: Multicolorido.

Dasha mahavidya: As dez grandes forças da sabedoria, referindo-se às dez formas de Shakti que representam forças particulares de criação.

Devas: Forças boas do cosmos que preservam as leis da natureza.

Dharana: Foco ou concentração única.

Dharma: Agir de acordo com nosso propósito, que por sua vez tem como base a fase na qual estamos vivendo e o trabalho que nos comprometemos a fazer.

Dhyana: Meditação.

Divya: A condição de predominância de sattva no corpo-mente que torna desnecessárias práticas extremas.

Doshas: Princípios que orientam os objetos da criação conforme descritos abaixo.

Granthis: Nós ou obstruções que residem no corpo sutil, formados pelas questões que nos impedem de perceber nossa verdadeira natureza.

Grihastha: O segundo estágio da vida em que, após finalizarmos o período de estudos, adentramos o mercado de trabalho e os relacionamentos (o primeiro estágio da vida é brahmacharya).

Gunas: As três qualidades universais da criação. Veja também sattva, rajas e tamas.

Iccha shakti: Desejo divino.

Ida: O principal canal de energia que corre ao longo do lado esquerdo da coluna vertebral.

Ioga: Caminho de prática espiritual no qual buscamos a autorrealização como a união do nosso Self inferior (corpo-mente) com o Self superior (percepção-consciente). O caminho óctuplo clássico da ioga inclui yamas, niyamas, pranayama, pratyahara, dharana, dhyana e samadhi (veja as definições de cada um desses termos).

Jnana shakti: Conhecimento divino.

Jnana-ioga: O caminho da autoinvestigação.

Kapha: O princípio da estrutura, peso e estabilidade.

Kriya shakti: Ação divina.

Kshatriya: Chamado para o dinamismo e liderança.

Kundalini: A força vital reprimida que reside no corpo sutil, na base da espinha.

Maha: Grande.

Mala: Cordão de contas (geralmente 108) usado para contar mantra ou outras práticas espirituais.

Mantra sadhana: A prática do som sagrado.

Mudra: Gesto que transmite um significado particular em imagens sagradas.

Nadis: Os canais de energia do corpo sutil que carregam nossa força vital.

Neela: Azul.

Nidus: Local de origem.

Nirvikalpa samadhi: Quando aquele que medita é absorvido para a percepção-consciente, na qual não há separação entre aquele que medita e o objeto da meditação.

Niyamas: As virtudes que diversos caminhos espirituais, entre eles a ioga e o tantra, encorajam a cultivar, incluindo pureza, contentamento, perseverança, autorreflexão e entrega.

Paraa vak: Fala não manifestada, que reside como nossos vasanas no corpo causal.

Pashu: A condição de ter tamas excessivos no corpo-mente, sem discriminação ou desapego suficientes para certos tipos de práticas tântricas.

Pashyanti vak: Pensamentos e imagens que surgem do corpo causal e residem no corpo sutil, prontos para serem expressos como fala articulada.

Pingala: Principal canal de energia que corre ao longo do lado direito da coluna vertebral.

Pitta: O princípio da transformação, metabolismo e mudança.

Prajna: A sabedoria que surge quando desenvolvemos a discriminação e o desapego.

Prakasha: O potencial ilimitado de Shiva-Shakti, que costuma ser considerado a pura iluminação.

Prana: Força vital essencial que permite o funcionamento do nosso corpo-mente.

Pranayama: Regular o prana através da regulação da respiração.

Prarabdha carma: Parte da soma de ações passadas que escolhemos elaborar em um determinado momento.

Pratyahara: Retirada dos sentidos.

Purnam: Sem escassez ou transbordando plenitude.

Raja-ioga: Caminho que abrange a ética, as virtudes e as práticas que envolvem o corpo, a respiração e a mente.

Rajas: A guna do movimento, dinamismo, mudança e atividade.

Sadhana: Prática espiritual voltada para a libertação ou autorrealização.

Samadhi: Absorção no objeto de meditação.

Samsara: Ciclos de prazer e dor relacionados à identificação com o limitado I-Self.

Samyama: Prática que combina concentração, meditação e absorção.

Sanchita carma: Soma de todas as nossas ações passadas.

Sannyasa: Quarto e último estágio da vida em que, em teoria, nós nos voltamos para dentro, após termos cultivado as qualidades necessárias para a autorrealização.

Sat-chit-ananda: Felicidade ligada à natureza da percepção-consciente, consciência, Self, turiya ou Brahman.

Sattva: A guna da inteligência, leveza, contentamento e doçura.

Shakti: O divino feminino, o poder de Shiva.

Shiva: O divino masculino, a consciência imutável. Usado como sinônimo de consciência, Self, Brahman e turiya neste livro.

Siddhi: Poder sobrenatural, como a habilidade de controlar o clima ou andar sobre a água.

Sri vidya sadhana: Prática espiritual de origem tântrica baseada na compreensão de Shakti, o divino feminino, como a essência de todas as coisas da criação, incluindo nosso corpo-mente.

Sudra: Chamado para o trabalho ativo, transformando ideias em produtos.

Sukla: Branco.

Sushumna: Principal canal de energia que corre ao longo da coluna vertebral.

Tamas: A guna da estrutura, peso, inércia e estagnação.

Tantra: Caminho de prática espiritual onde todas as nossas experiências servem para o propósito da autorrealização.

Tapas: Perseverança ou ação intencional e o calor do esforço sustentado.

Turiya: O Self, ou testemunhar a percepção-consciente, em que ocorrem os estados de sonho, sono profundo e despertar.

Uchistha chandali: Outro nome para Matangi, a deusa depravada que se alimenta de sobras.

Vaikhari vak: Discurso articulado.

Vaishya: Chamado para o gerenciamento de recursos.

Vak: Discurso.

Vanaprastha: Terceiro estágio da vida, ou aposentadoria, no qual cumprimos nossas obrigações de criar os filhos e contribuir para a sociedade.

Varna: Classificação de uma sociedade pelo tipo de trabalho que cada um de nós é chamado a fazer, que por sua vez se baseia em nossos gunas.

Vasanas: Tendências latentes que surgiram das marcas emocionais de nossas ações passadas, vasanas são nossos gostos e desgostos e nossos apegos e aversões, que formam a base de nossos pensamentos e emoções, como nos comportamos com os outros e por que agimos de determinadas maneiras.

Vata: O princípio da secura, frescor e movimento.

Vedanta: Caminho de prática espiritual no qual percebemos nossa verdadeira natureza de percepção-consciente por meio da lógica e da investigação.

Vina: Instrumento de cordas.

Vira: A condição de rajas predominantes no corpo-mente com altos níveis de discriminação e desapego por práticas tântricas extremas.

Yamas: A ética que vários caminhos espirituais, incluindo ioga e tantra, encorajam a cultivar, como a não violência, a verdade, o não roubo, o cultivo apropriado da energia sexual e o não apego.

BIBLIOGRAFIA

ADVANCED YOGA PRACTICES. Disponível em: http://www.aypsite.org. Acesso em: 26 jan. 2017.

ASHLEY-FARRAND, THOMAS. *Shakti Mantras: Tapping into the Great Goddess Energy Within*. New York: Ballantine Books, 2003.

AVALON, ARTHUR. *Tantra of the Great Liberation: Mahanirvana Tantra*. Rockville, MD: Wildside Press, 2009.

CHINMAYANANDA, SHANKARACHARYA. *Talks on Sankara's Vivekachoodamani*. Mumbai: Central Chinmaya Mission Trust, 1970.

CHINMAYANANDA, SWAMI. *A Manual of Self-Unfoldment*. Mumbai: Central Chinmaya Mission Trust, 1975.

EASWARAN, EKNATH. *The Mantram Handbook: A Practical Guide to Choosing Your Mantram and Calming Your Mind*. Tomales: Nilgiri Press, 2009.

_____. *After Awareness: The End of the Path*. Salidbury: NonDuality Press, 2016.

_____. *The Direct Path: A User Guide*. Salidbury: Non-Duality Press, 2012.

GOODE, GREG. *Standing as Awareness: The Direct Path*. Salidbury: Non-Duality Press, 2009.

GOODE, GREG; SANDER, TOMAS. *Emptiness and Joyful Freedom*. Salidbury: Non-Duality Press, 2013.

KALI, DEVADATTA. *In Praise of the Goddess: The Devimahatmaya and Its Meaning*. Berwick: Nicolas-Hays, 2003.

KEMPTON, SALLY. *Doorways to the Infinite: The Art and Practice of Tantric Meditation*. Boulder: Sounds True, 2014.

LAD, VASANT. *Ayurveda: The Science of Self-Healing: A Practical Guide*. Santa Fe: Lotus Press, 1984. [*Ayurveda*: a ciência da autocura: um guia prático. São Paulo: Ground, 2012.]

LAKSHMANJOO, SWAMI. *Vijnana Bhairava: The Manual for Self-Realization*. New Delhi: Munshiram Manoharlal Publishers Pvt. Ltd., 2011.

MADHUSUDANDASJI, SHRI DHYANYOGI. *Shakti: An Introduction to Kundalini Maha Yoga*. Antioch: Dhyanyoga Centers, 2000.

MASTERS, ROBERT. "Spiritual Bypassing". Disponível em: http://robert-masters.com/writings/spiritual-bypassing. Acesso em: 27 fev. 2017.

SATCHIDANANDA, SRI SWAMI. *The Yoga Sutras of Patanjali*. Yogaville, VI: Integral Yoga Publications, 2012. [*Os yoga sutras de Patanjali*. São Paulo: Mantra, 2017.]

SHANKARANARAYANAN, S. *Sri Chakra*. Chennai: Samata Books, 2013.

_____. *The Ten Great Cosmic Powers*. Chennai, Tamil Nadu: Samata Books, 2013.

TRUNGPA, CHOGYAM. *Cutting Through Spiritual Materialism*. Boston: Shambhala, 2002. [*Além do materialismo espiritual*. Teresópolis, RJ: Lúcida Letra, 2016.]

WEBER, GARY. "'Blah-Blah': Understanding Its Content and Effects... Recent Research," Happiness and Thought: A Practice Guide to Awakening. Disponível em: http://happinessbeyondthought.blogspot.com/2014/10/blah-blah-understanding-its-content-and.html?q=dmn. Acesso em: 26 jan. 2017.

YOGANANDA, PARAMHANSA. *Autobiography of a Yogi*. New York: The Philosophical Library, 1946. [*Autobiografia de um iogue*. São Paulo: Self-Realization Fellowship, 2015.]

SOBRE A AUTORA

A médica Kavitha M. Chinnaiyan passou a dedicar sua atenção ao Caminho Direto por meio dos ensinamentos de Greg Goode e Sri Atmananda Krishna Menon. Ela estudou ioga, Sri Vidya Sadhana, Vedanta e tantra através da Missão Chinmaya e dos ensinamentos de Sri Premananda, Sally Kempton e Paul Muller-Ortega. Chinnaiyan combina, em seu programa, a experiência em cardiologia com o conhecimento em Ayurveda, ioga, Vedanta, tantra e o Caminho Direto para que os pacientes descubram a felicidade em meio a doenças crônicas. Ela é cardiologista integrativa em Michigan.

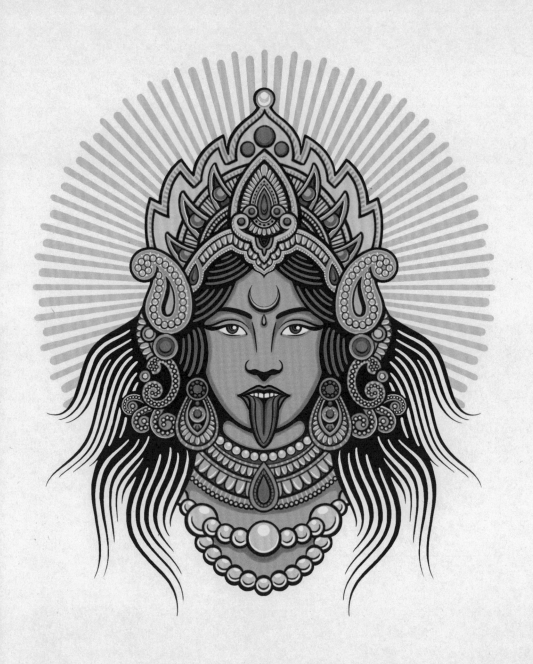

TIPOGRAFIA	Freight Pro [TEXTO] Nagel VF e Freight Pro [ENTRETÍTULOS]
PAPEL	Pólen Natural 70 g/m² [MIOLO] Couché 150 g/m² [CAPA] Offset 150 g/m² [GUARDAS]
IMPRESSÃO	Ipsis Gráfica [ABRIL DE 2024]